THIS
ACTIVITY
BOOK

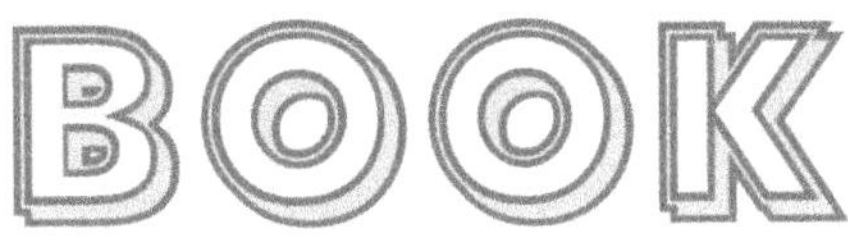

belongs to:

M A N L J H U T F N L B T I
O S L I T T A K V W G I Q I
N J E G V V L U C I N E K R
V I S C H I O R U Q U U Q S
Q K B A B B O N A T A L E W
K V P A N E T T O N E I F K
V I U N A S T R I N N E V E
I H R E G A L I V E U Z G J
Y A N G E L O J R A N T S X
S T E L L A Y X B N A S T C
E L F O F F B I S C O T T I
B P I A L B E R O G A H I X
O K D G H I R L A N D A S K
A I P V Q K D K F R E N N A

Dear Friends,

Step into a world of creativity, engagement, and heartwarming moments with our Stroke Recovery Activity Book for Seniors!

Made with lots of care for seniors who've had strokes, this book isn't just a list of things to do—it's like a friendly guide to finding joy, making connections, and keeping your mind in good shape.

As we understand the importance of tailored activities for individuals who have experienced strokes, our book offers a diverse range of exercises aimed at promoting cognitive function, fine motor skills, and overall well-being. From calming coloring pages to mind-teasing word puzzles, each activity is thoughtfully chosen to provide both mental and emotional enrichment.

We believe in the power of shared experiences, and that's why we encourage you to leave a comment or review about your journey with this activity book. Your insights can inspire others and create a community of support for those seeking engaging and meaningful activities for their loved ones.

Thank you for choosing our Stroke Recovery Activity Book for Seniors. May it be a source of inspiration, joy, and connection for you and your loved ones.

Warmest regards,
RAINBOW PALETTE

Table of Contents

Coloring requires precise hand movements and coordination.
Following color patterns, making choices, and concentrating on the task at hand can help enhance cognitive functions such as attention, concentration, and problem-solving skills.
Coloring has been associated with stress reduction and relaxation. The repetitive nature of the activity can have a calming effect, potentially reducing anxiety levels.

Creating art, even through simple coloring, can be a source of self-expression. You may find a sense of accomplishment and pride in completing a coloring page, boosting your self-esteem and overall emotional well-being.

Coloring intricate patterns, such as those found in mandalas, can enhance visual perception and discrimination. This can be particularly beneficial for seniors who may be working on improving their visual processing abilities after a stroke.

1   LIGHT GREEN

2   DARK GREEN

3   YELLOW

4   ORANGE

5   LIGHT BLUE

7   GRAY

8   BROWN

9   RED

10 BLACK

12 LIGHT GRAY

13 BLUE

14 LEMON

16 DARK RED

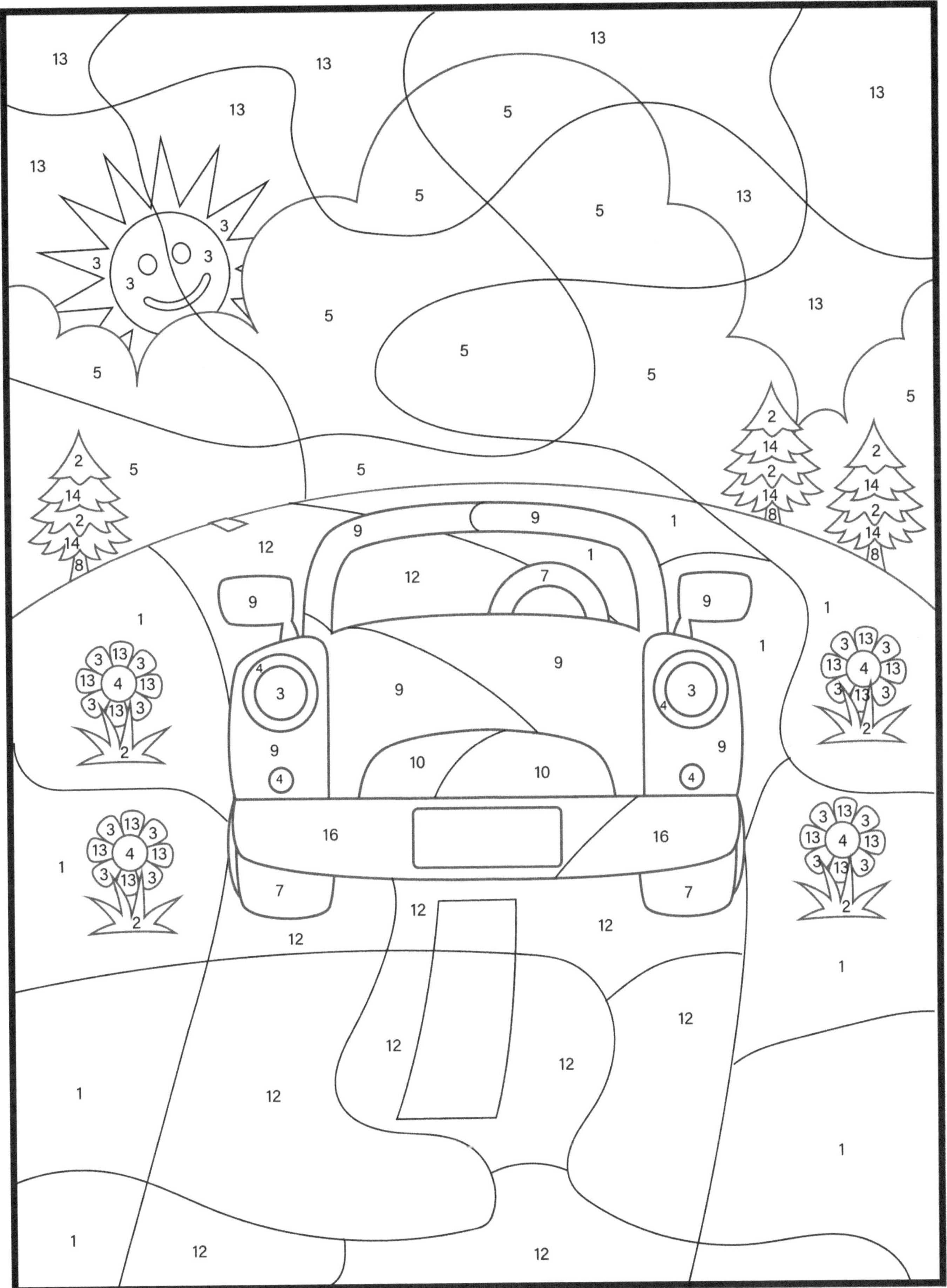

Tracing lines and matching shadows require precise hand movements, contributing to the improvement of fine motor skills. This is particularly beneficial for people working on regaining control and coordination in their hands and fingers.

These activities involve coordinating hand movements with visual cues, helping you enhance your hand-eye coordination. Practicing this coordination is crucial for performing everyday tasks and regaining independence.

Tracing and matching activities require attention, concentration, and visual-spatial processing, which can be beneficial for you in cognitive rehabilitation after a stroke.

Matching shadows and tracing lines involves an understanding of spatial relationships.

Successfully completing tracing and matching tasks can boost confidence. Feeling a sense of accomplishment in these activities can positively impact your overall self-esteem and motivation for rehabilitation.

Engaging in activities like tracing lines can have a calming effect, promoting relaxation. This is particularly important for those who may experience stress or anxiety during their recovery. It provides a soothing and enjoyable therapeutic experience.

TRACING SKILLS

Carefully trace each line:

TRACING SKILLS

Carefully trace each line:

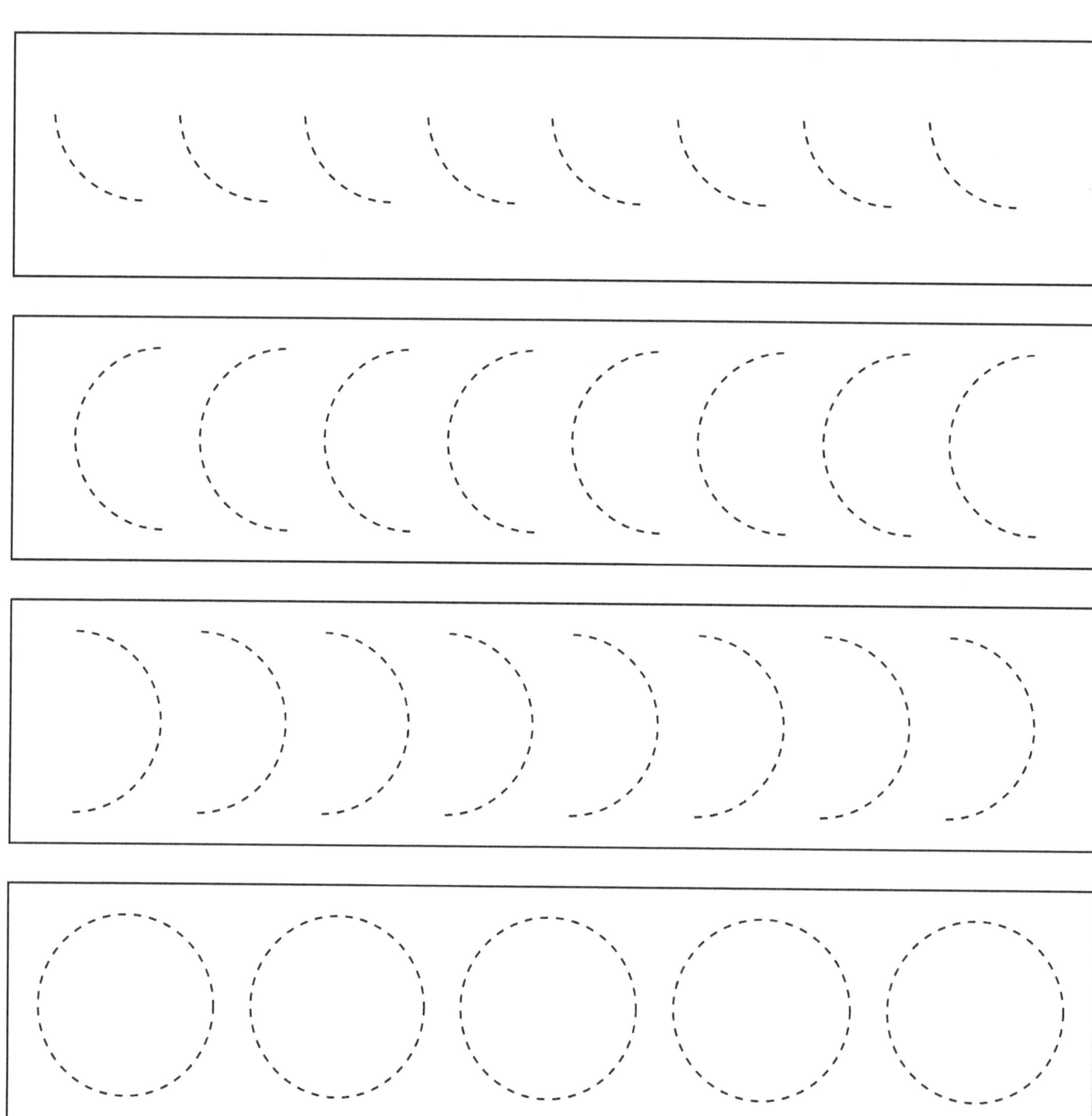

TRACING SKILLS

Carefully trace each line:

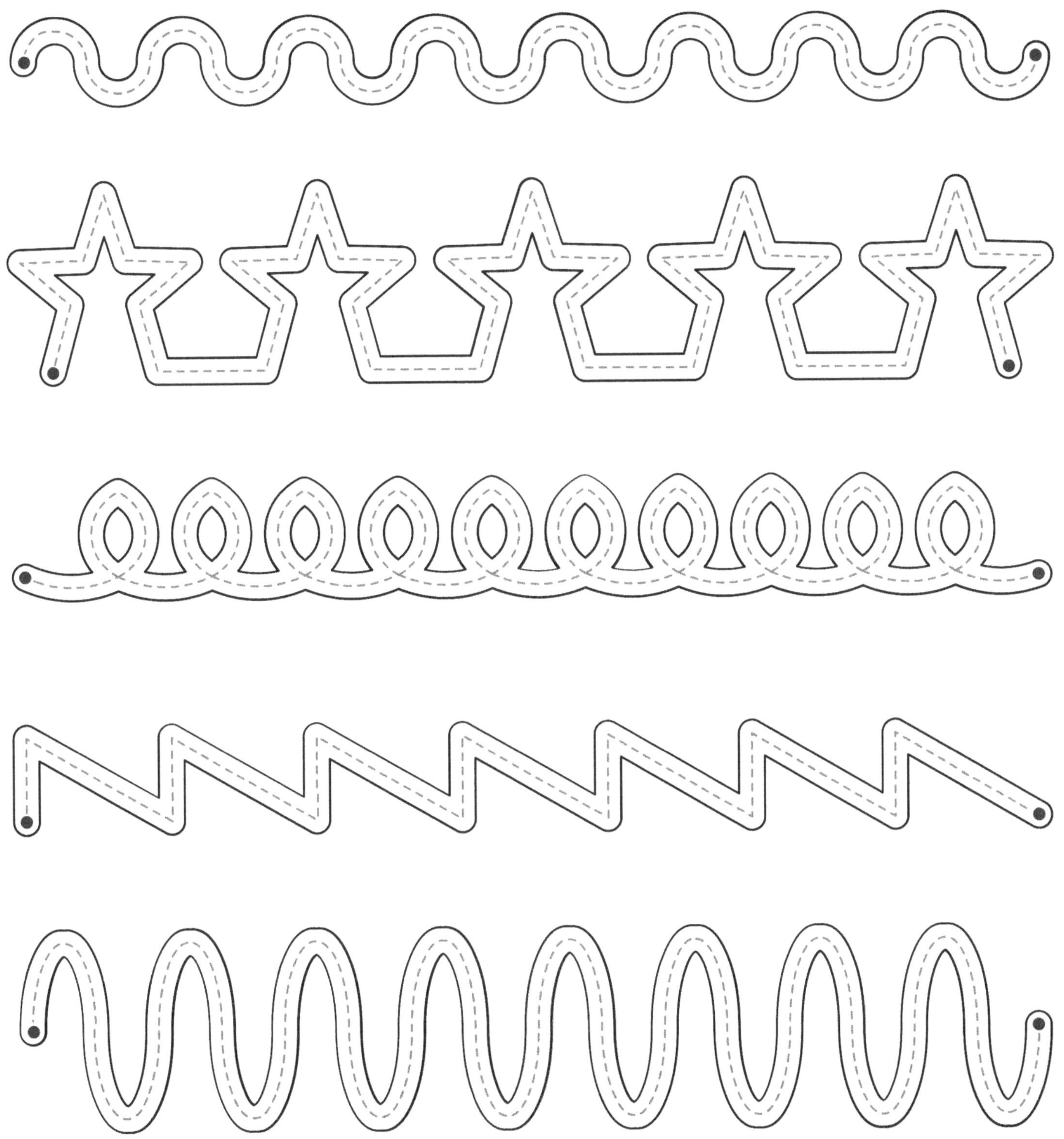

TRACING SKILLS

Carefully trace each line:

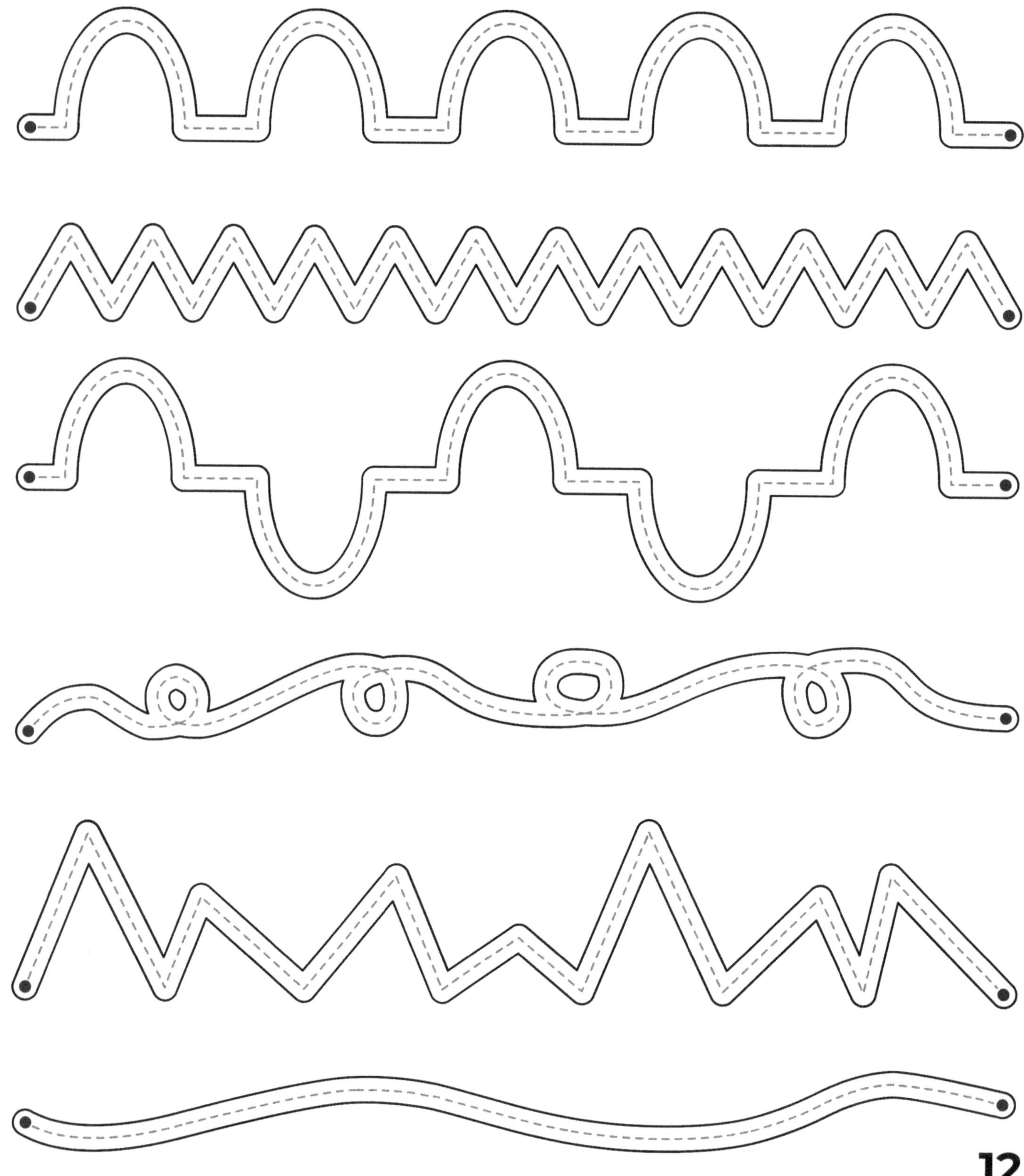

TRACING SKILLS

Carefully trace each line:

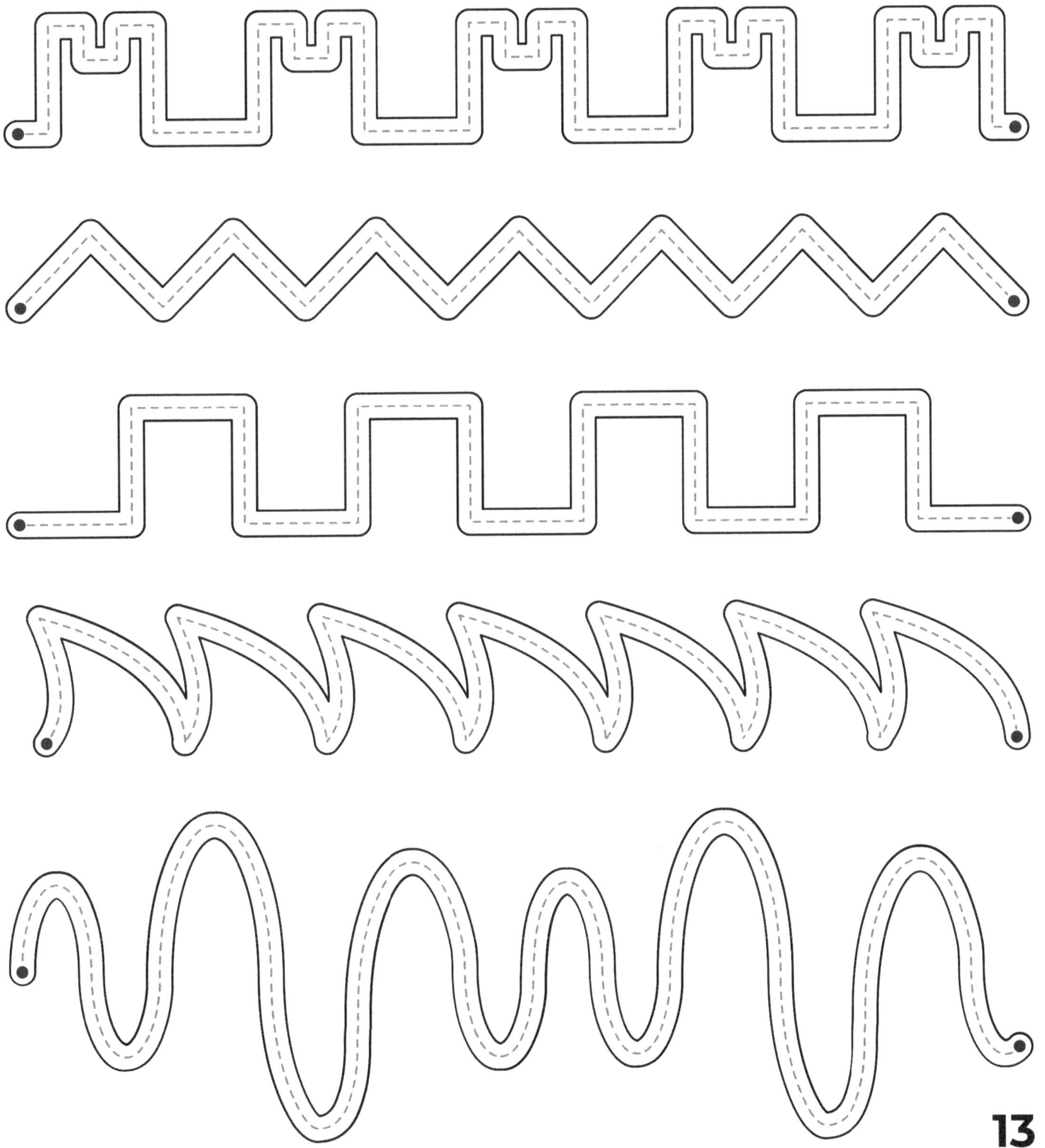

DRAW A LINE
to connect with shadow

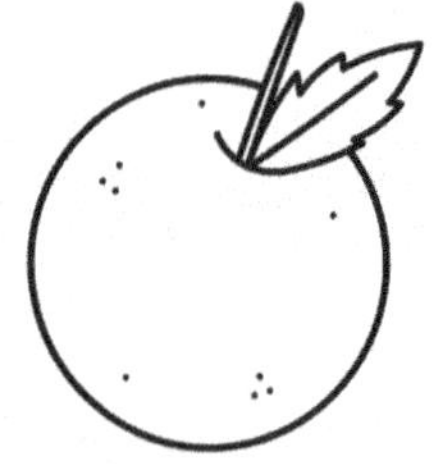 

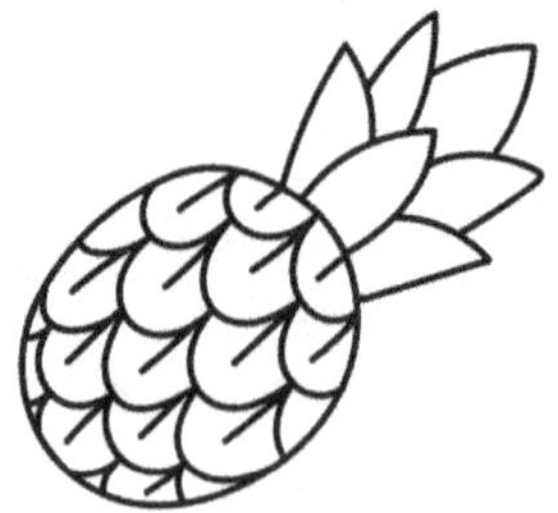 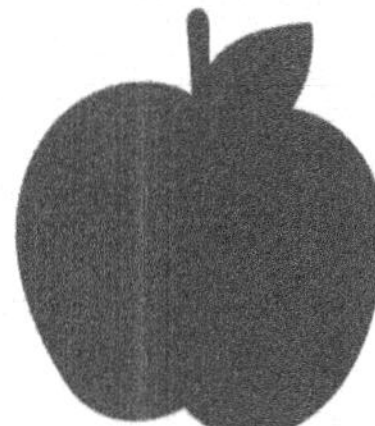

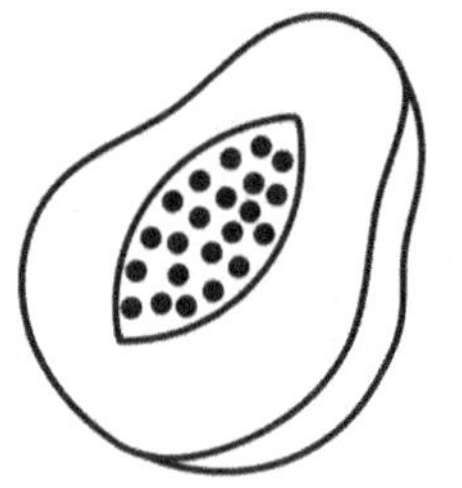 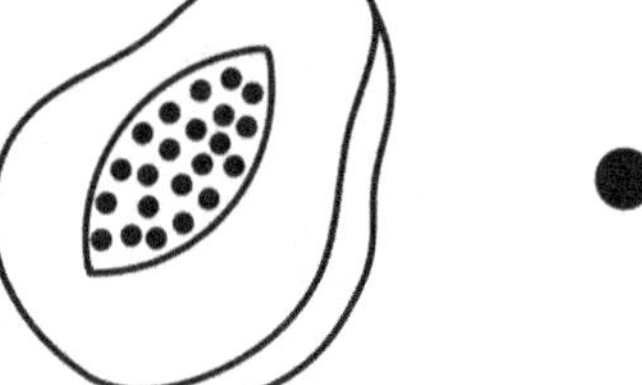 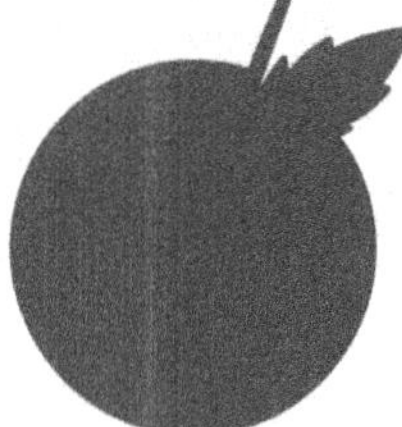

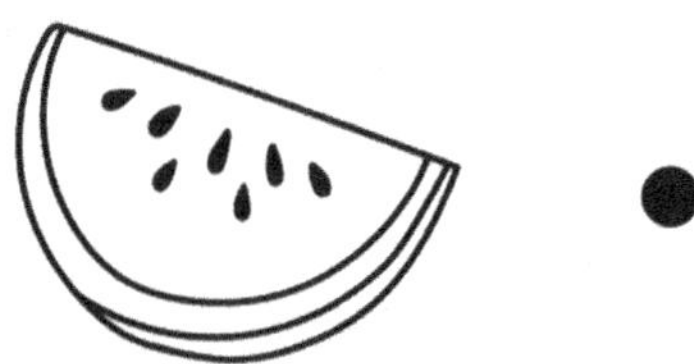 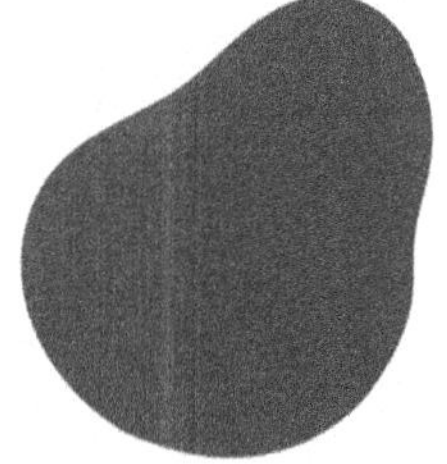

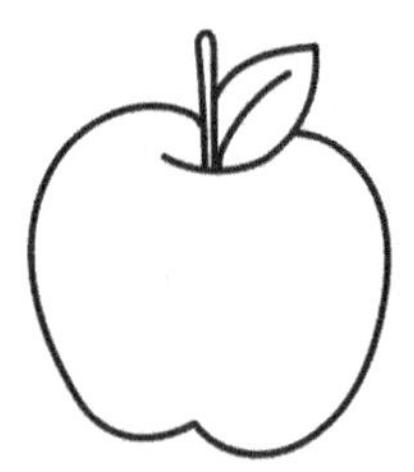 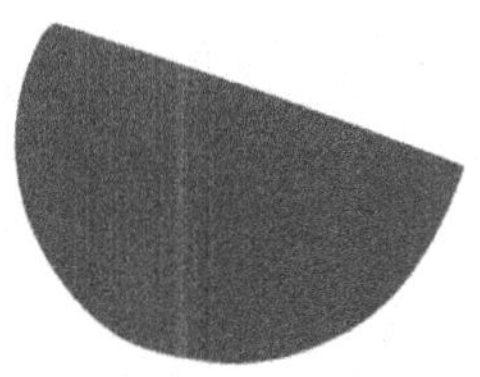

DRAW A LINE

to connect with shadow

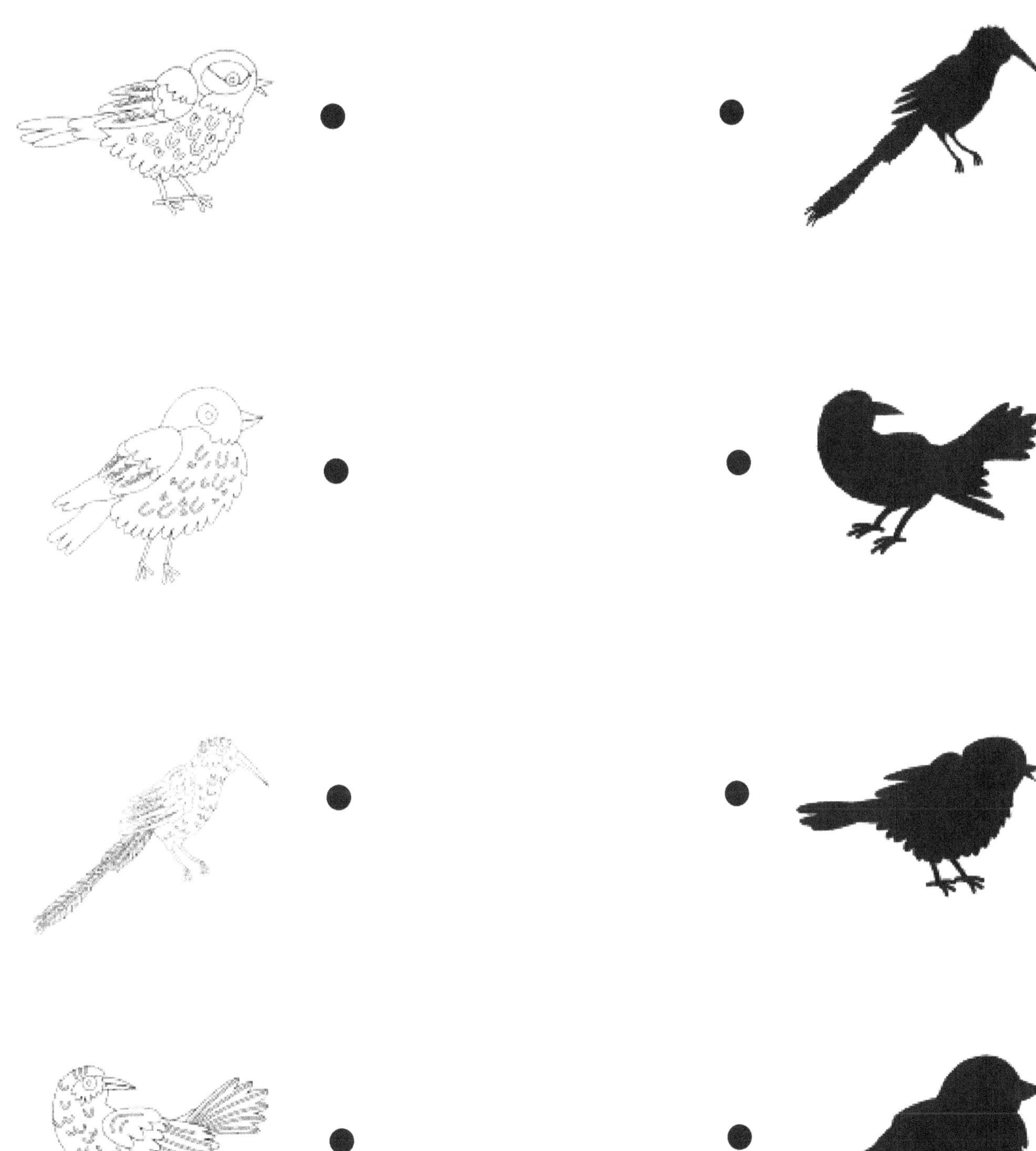

DRAW A LINE

to connect with shadow

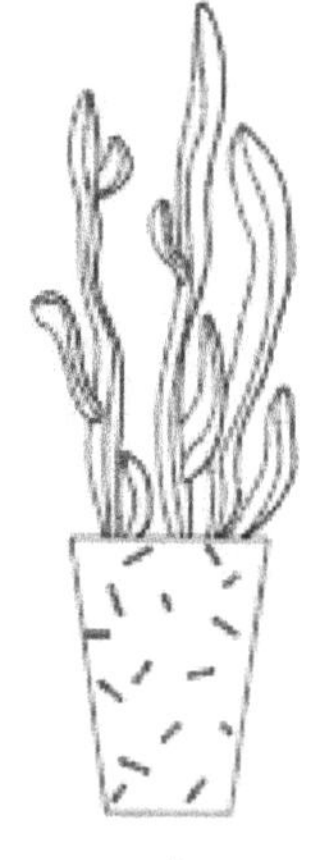

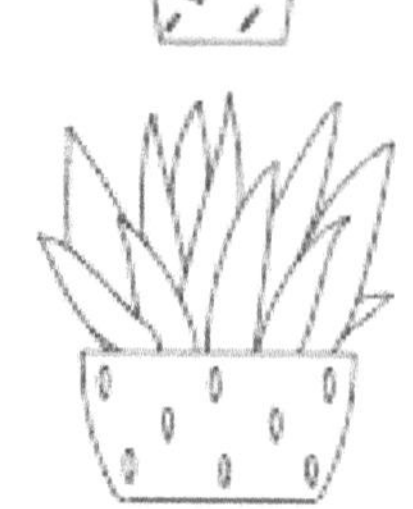
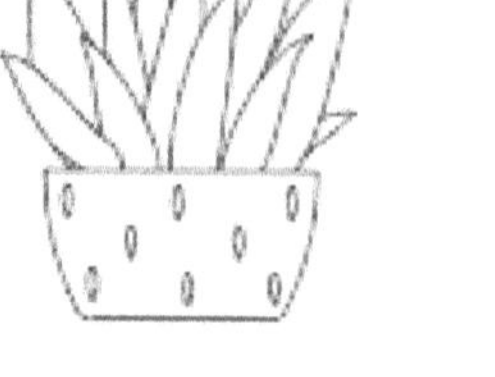
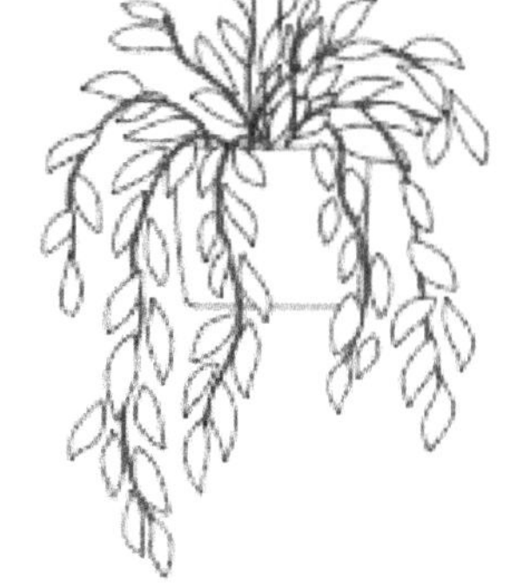
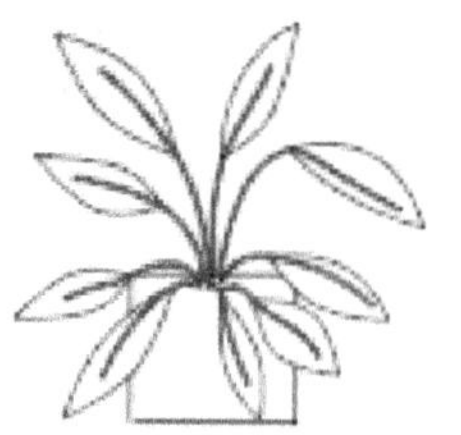
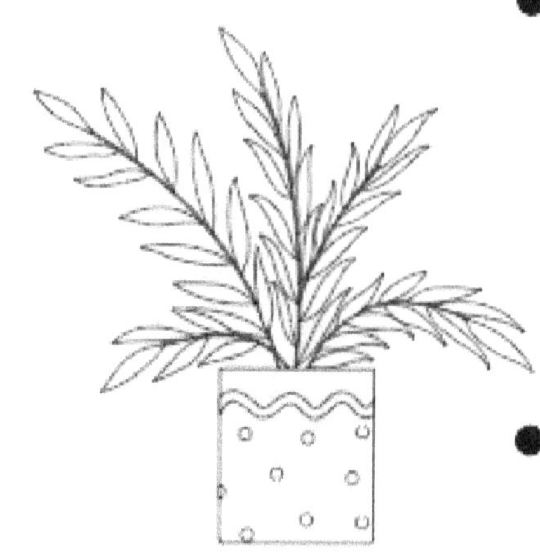
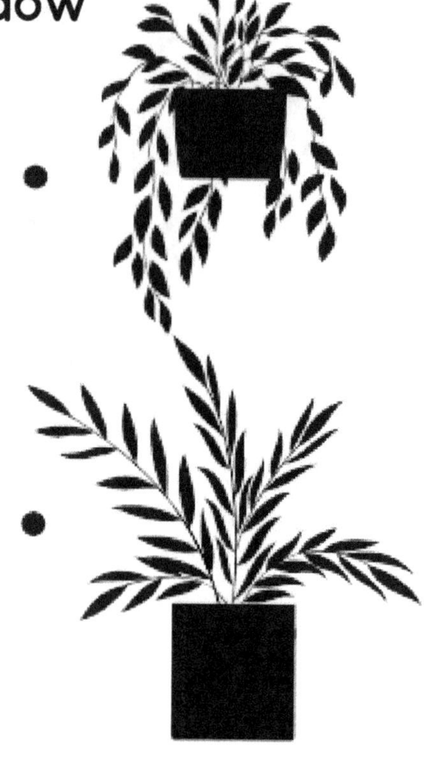
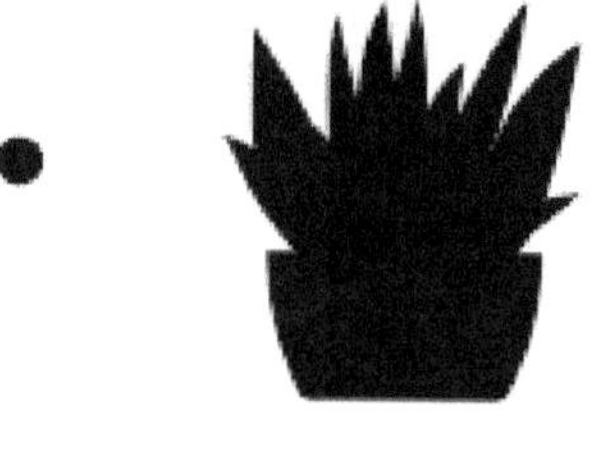
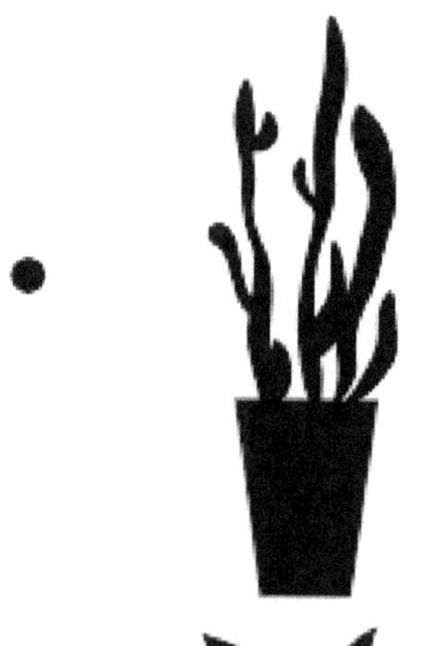

DRAW A LINE
to connect with shadow

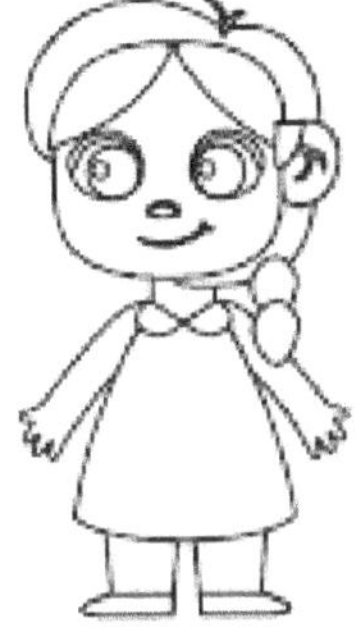
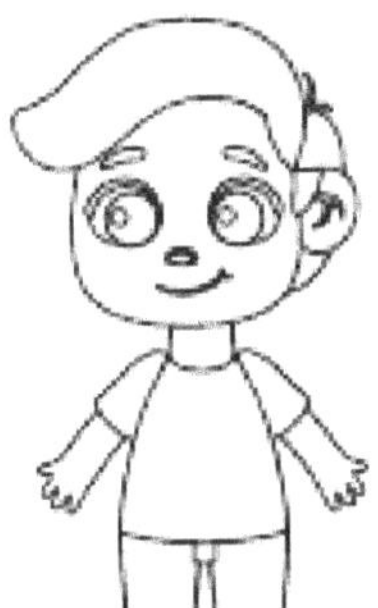
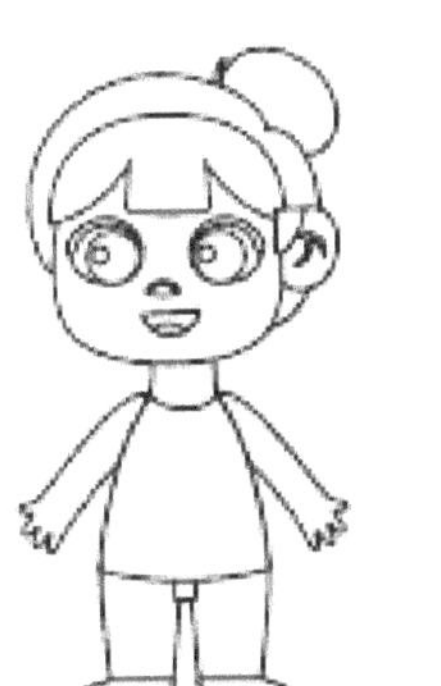
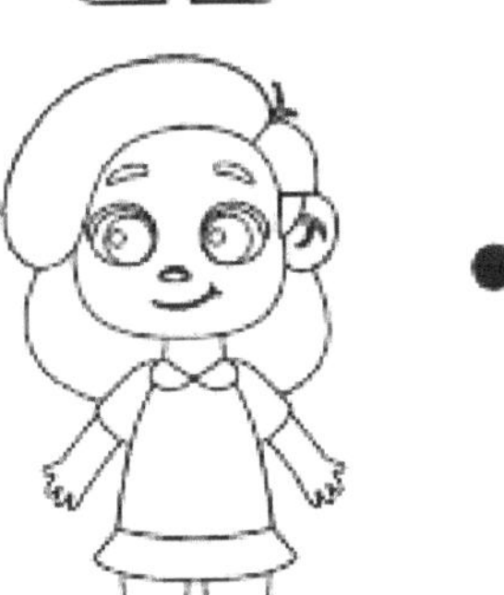
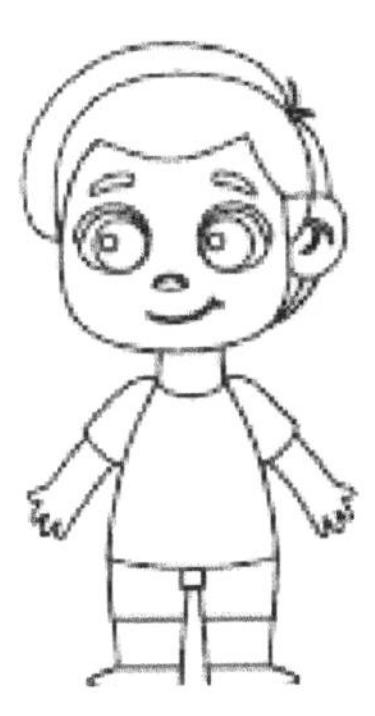

FIND THE CORRECT SHADOW

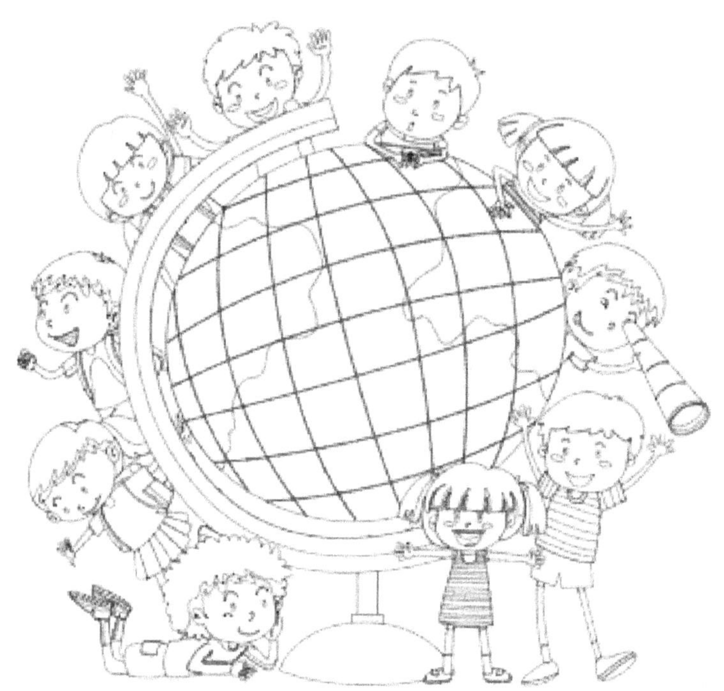

A
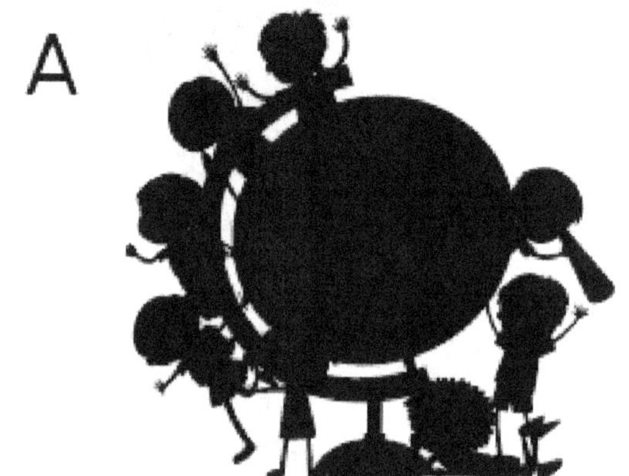

B
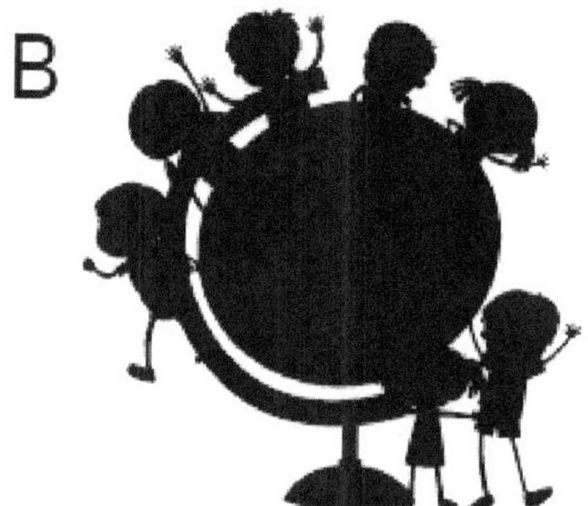

C
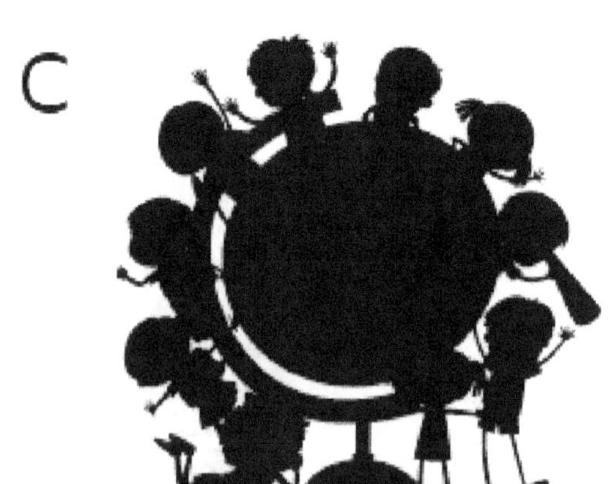

D
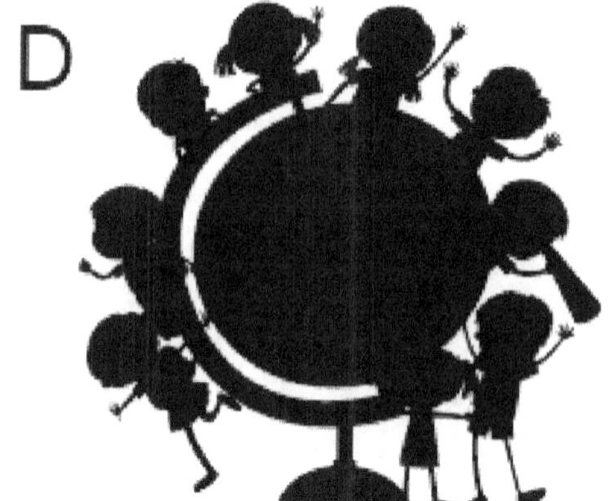

TRACE AND REPEAT PATTERN

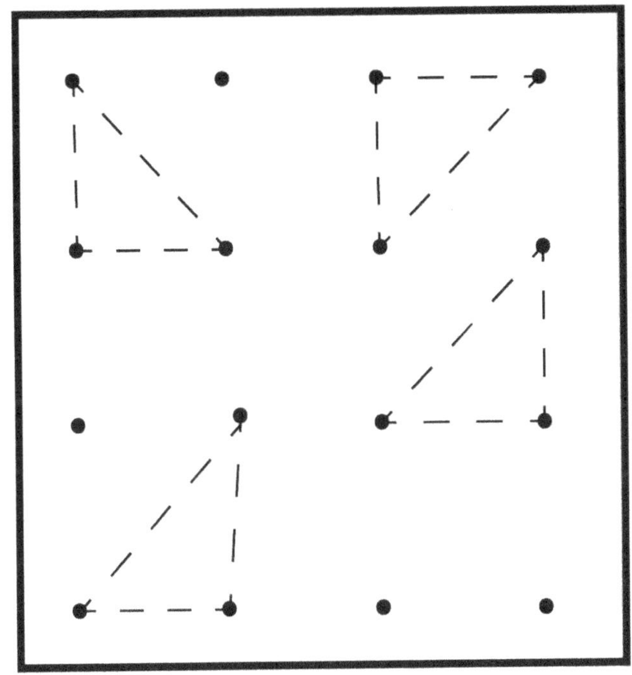

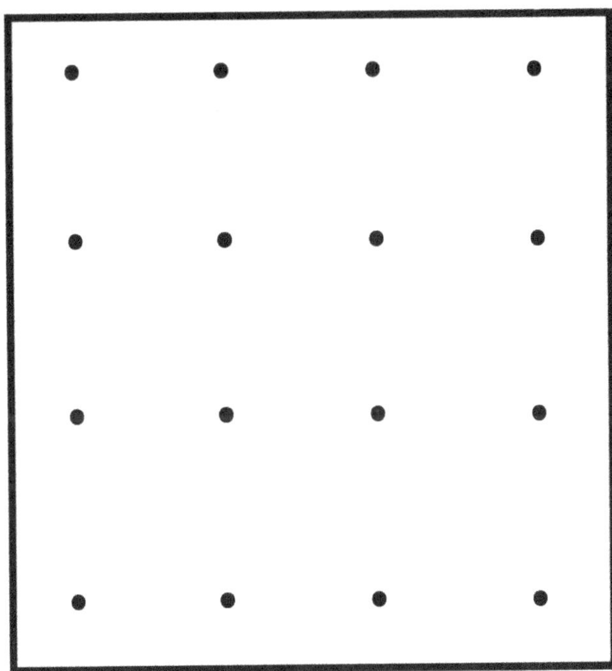

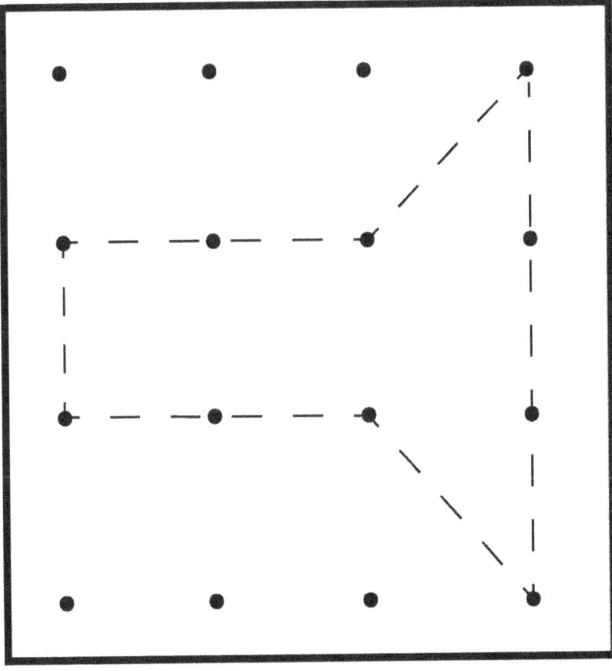

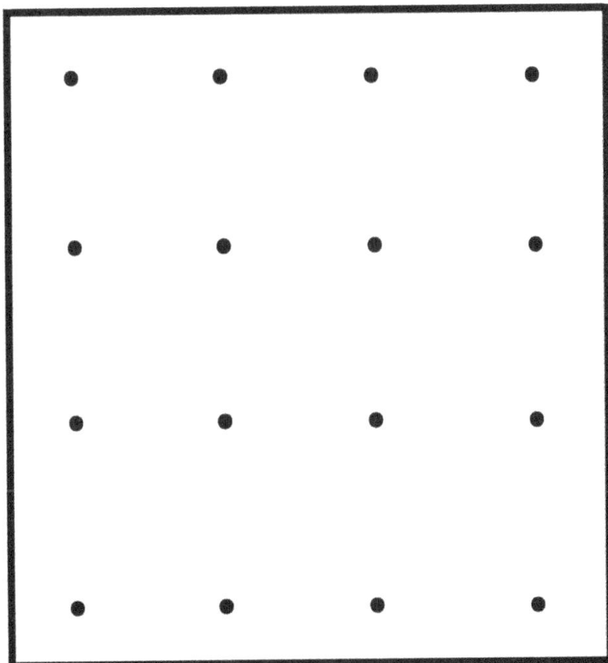

TRACE AND REPEAT PATTERN

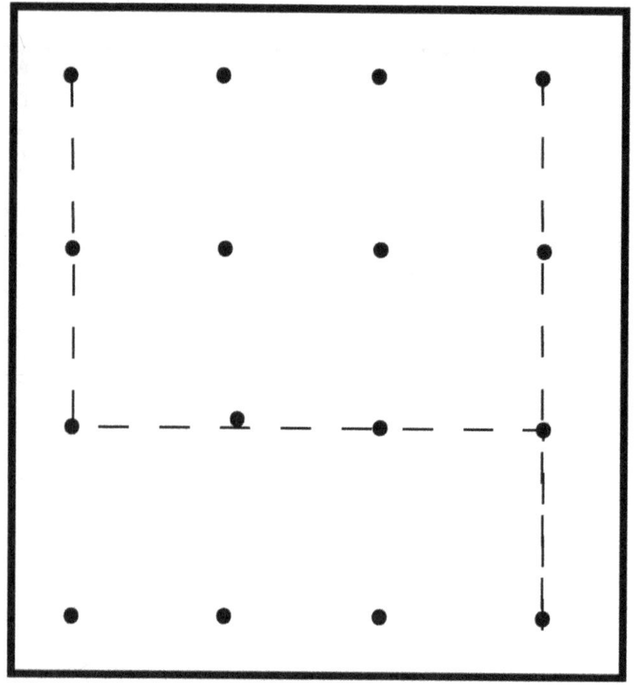

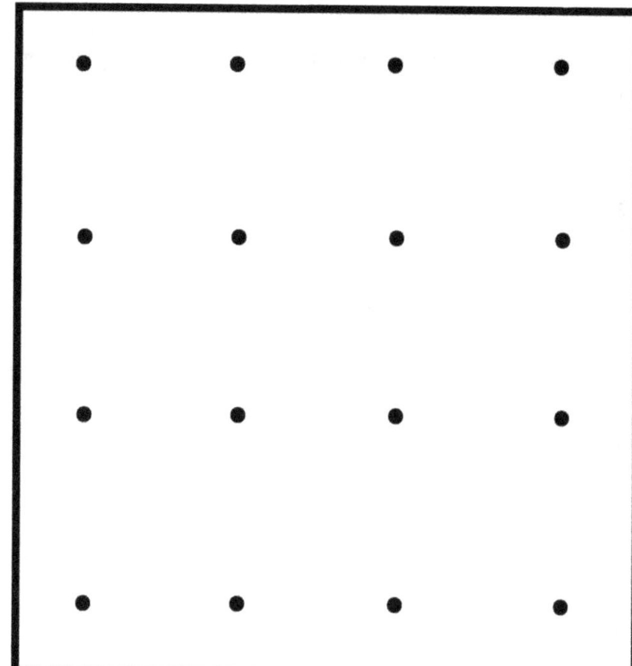

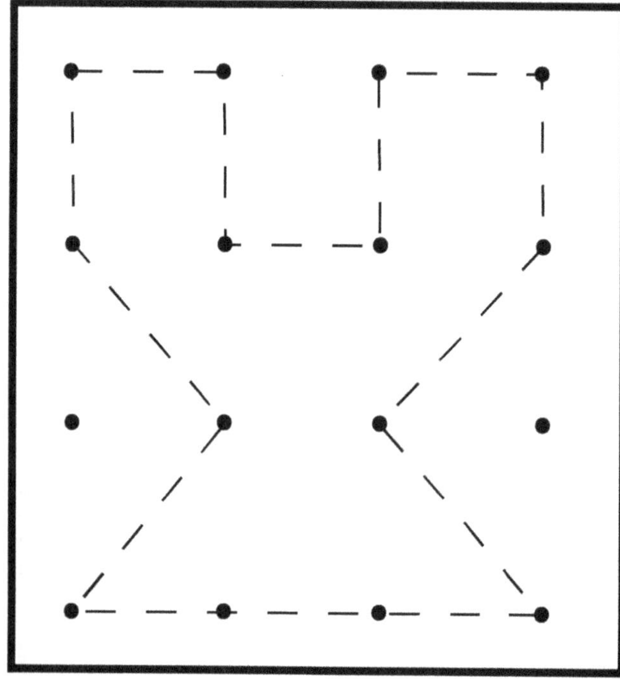

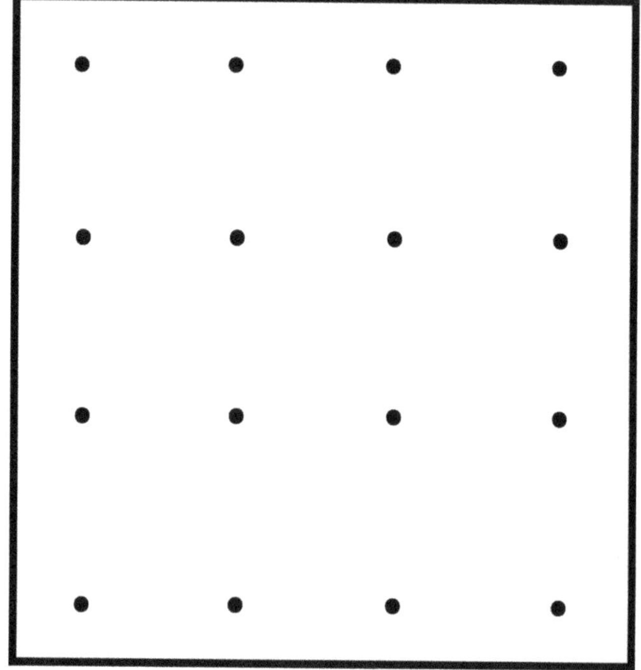

Practice writing the number
by tracing the number below.

1	2	3	4
5	6	7	8
9	10	11	12
13	14	15	16
17	18	19	20

Practice writing the number
by tracing the number below.

21	22	23	24
25	26	27	28
29	30	31	32
33	34	35	36
37	38	39	40

Practice writing the number by tracing the number below.

61	62	63	64
65	66	67	68
69	70	71	72
73	74	75	76
77	78	79	80

Practice writing the number
by tracing the number below.

81	82	83	84
85	86	87	88
89	90	91	92
93	94	95	96
97	98	99	100

Fill in the missing numbers and count to 25.

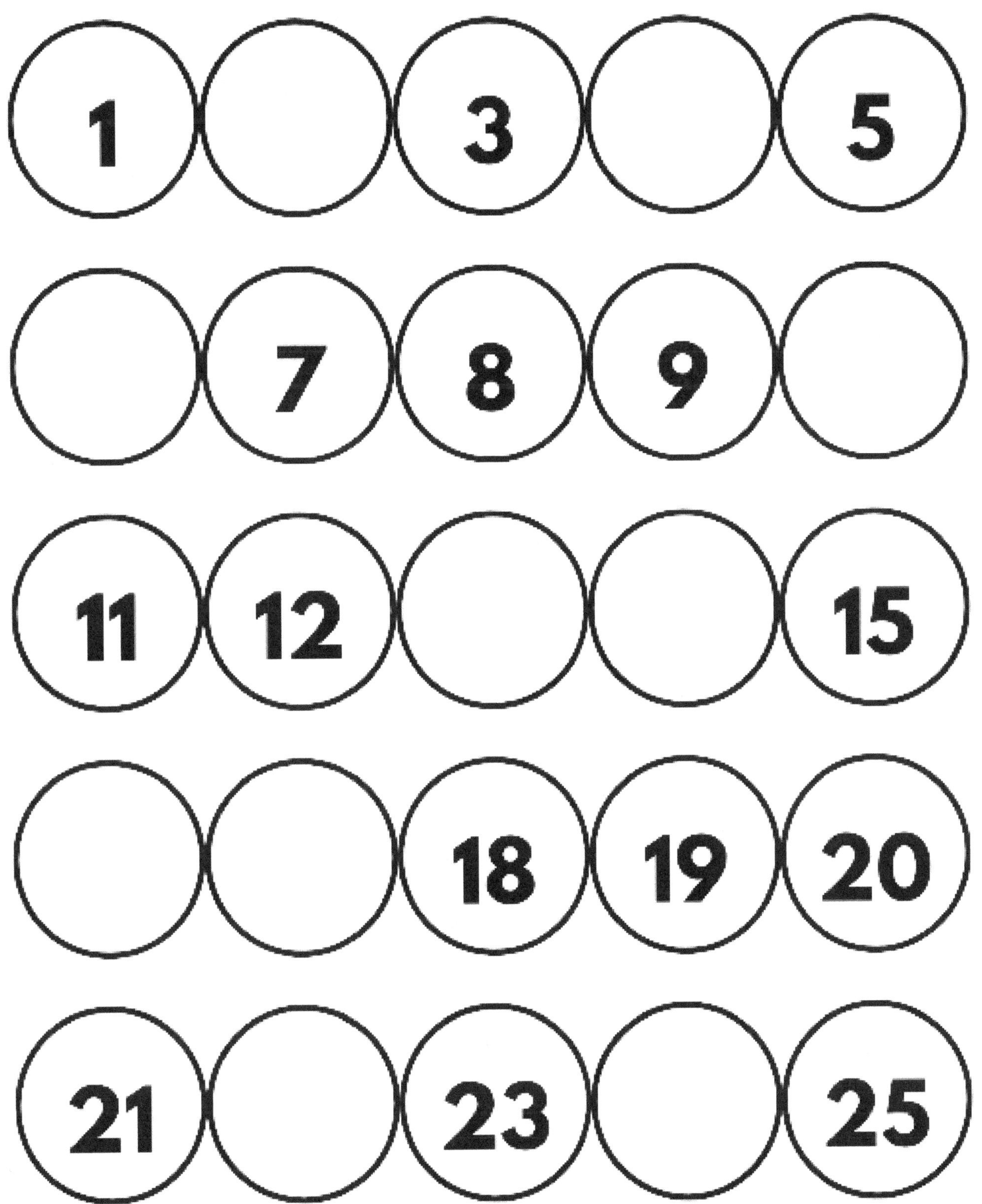

Fill in the missing numbers and count to 50.

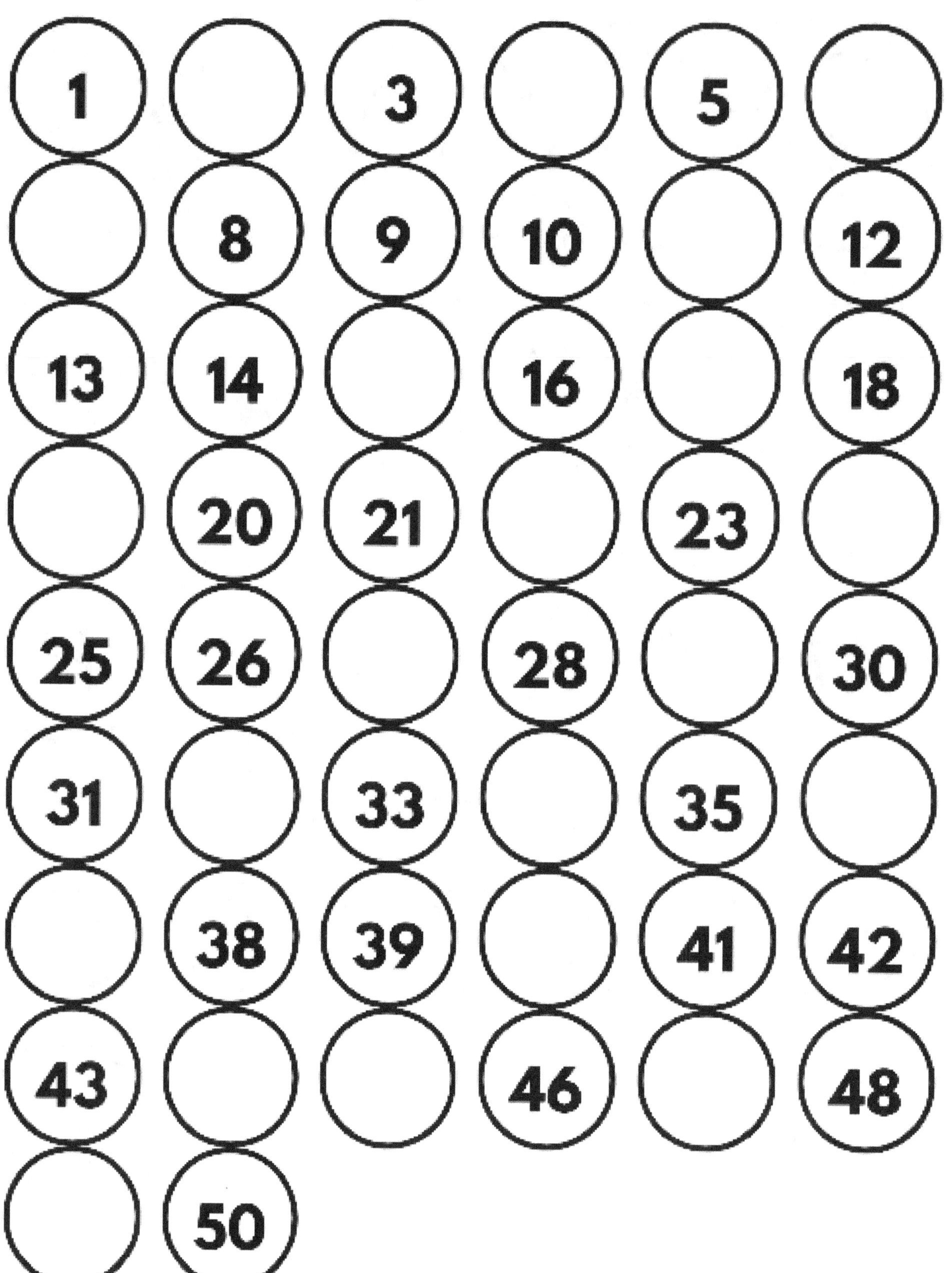

Fill in the missing numbers and count to 100.

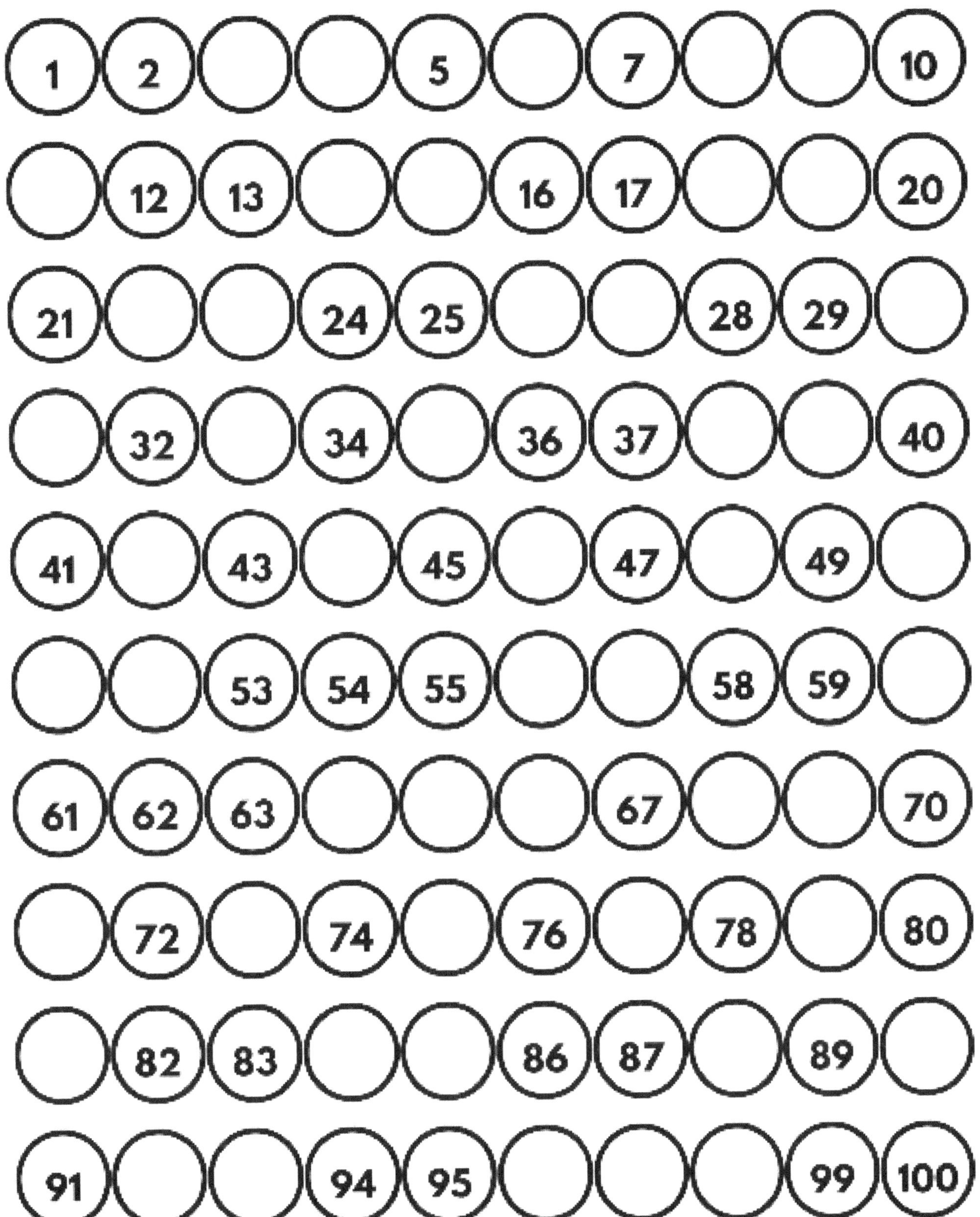

1   LIGHT GREEN

2   DARK GREEN

3   YELLOW

4   ORANGE

5   LIGHT BLUE

7   GRAY

8   BROWN

9   RED

10 BLACK

12 LIGHT GRAY

13 BLUE

14 LEMON

16 DARK RED

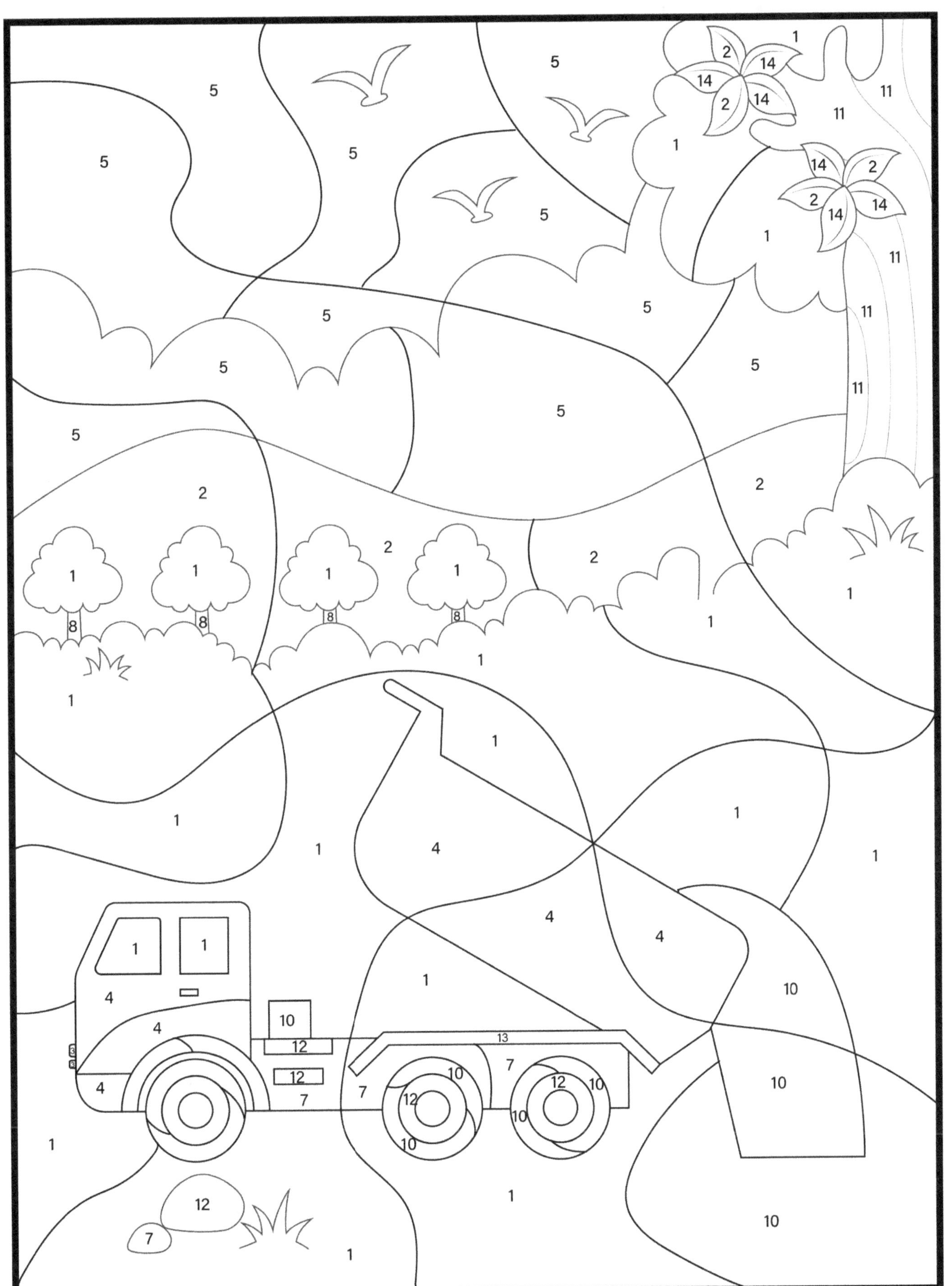

Find the 7 differences in the pictures below.
Color the pictures.

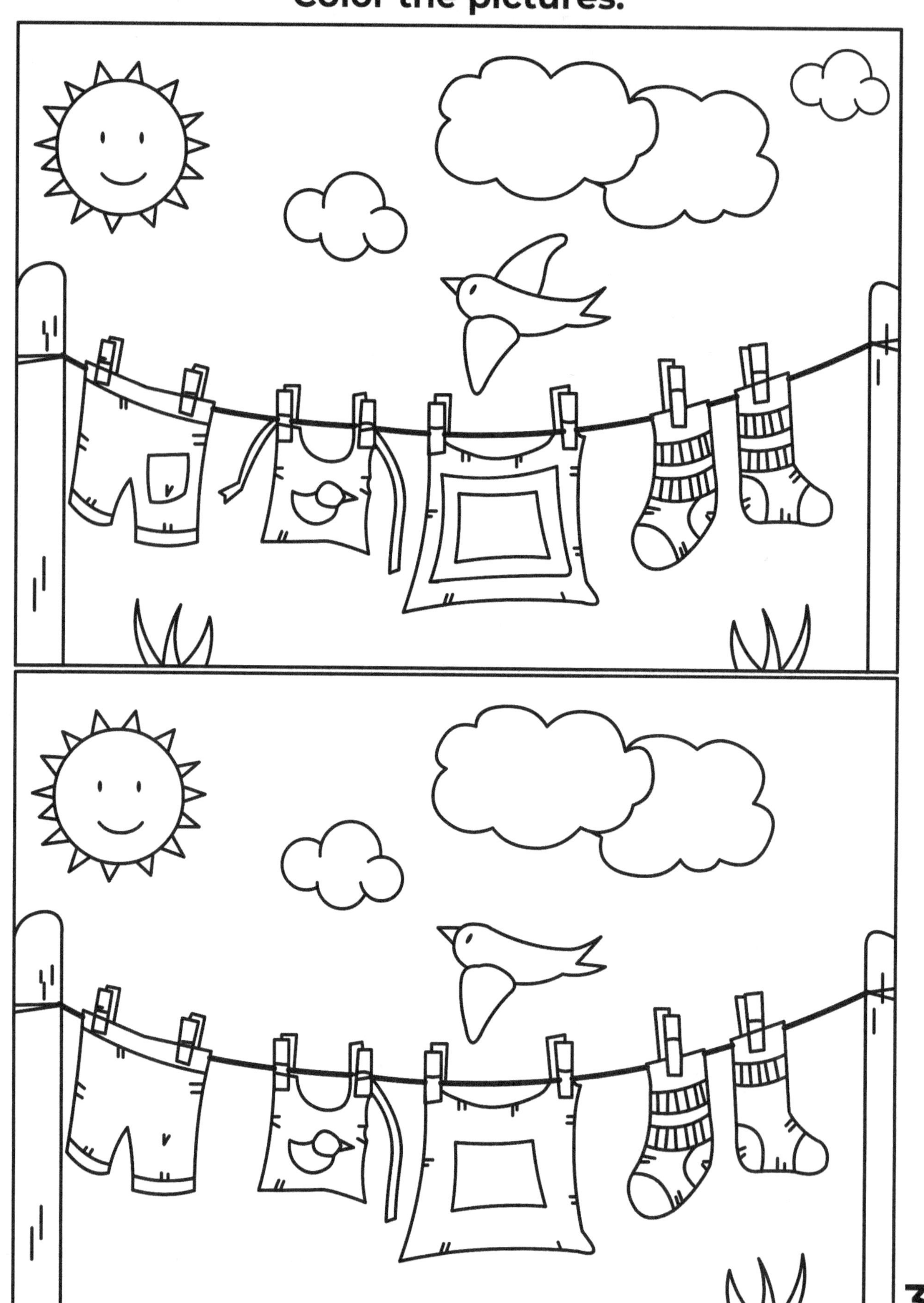

Find the 7 differences in the pictures below.
Color the pictures.

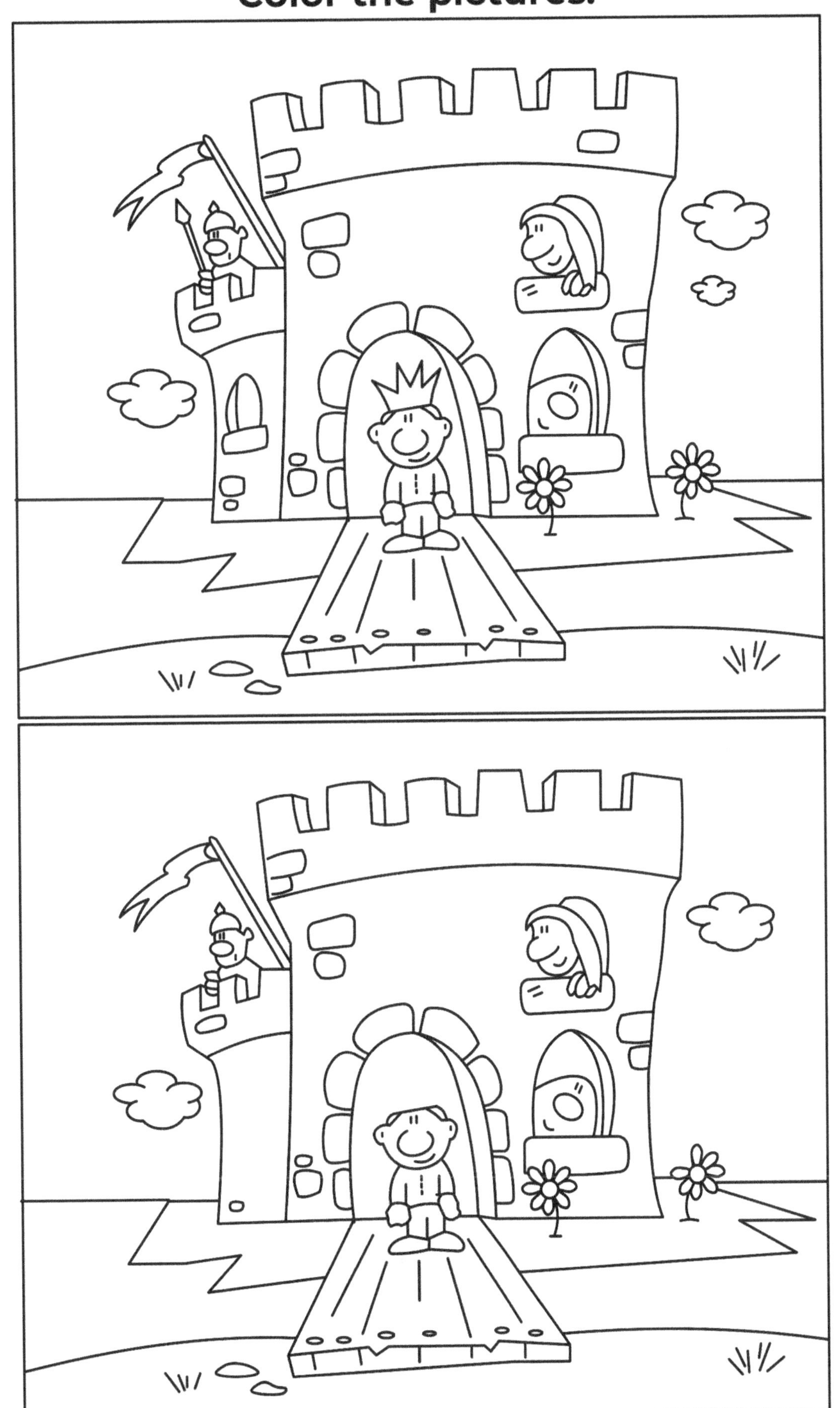

Find the 7 differences in the pictures below.
Color the pictures.

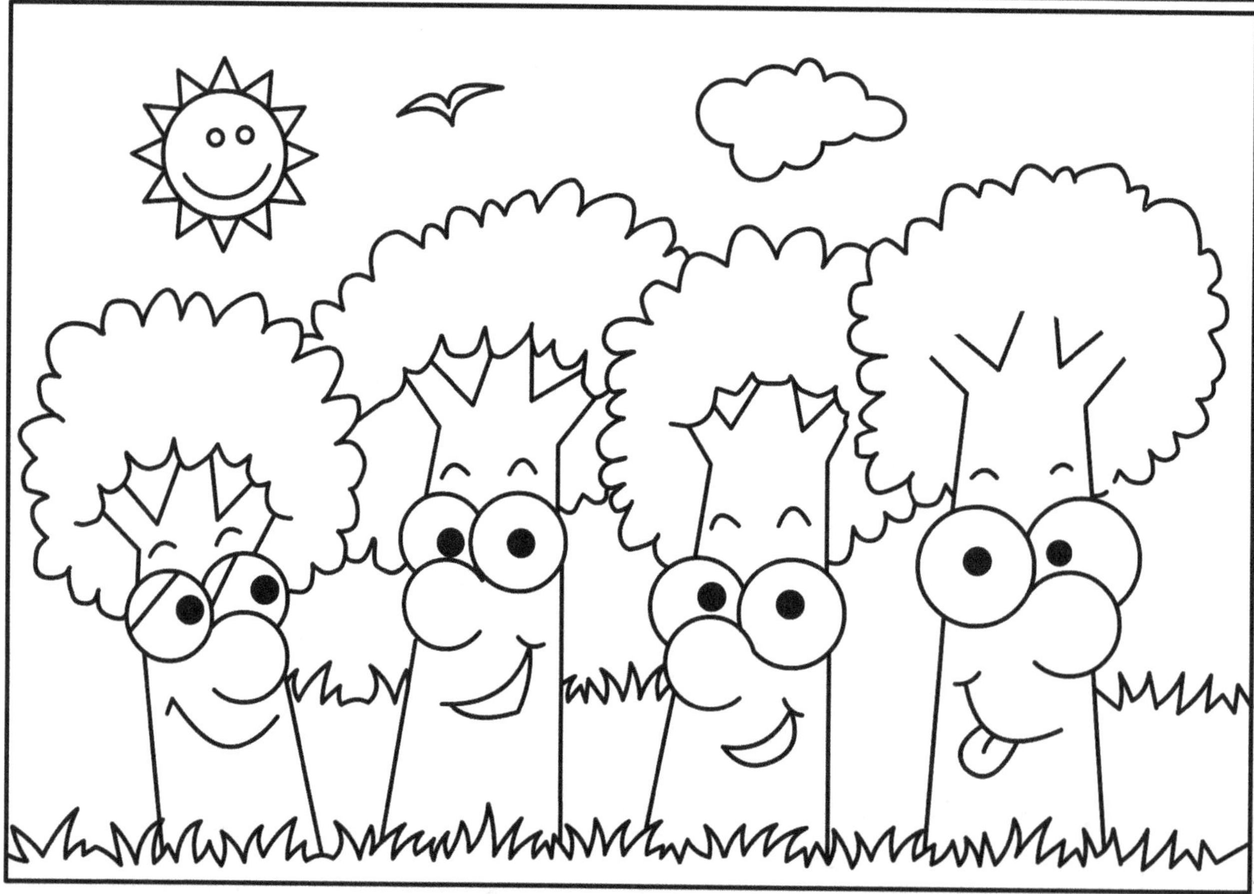

ANIMALS

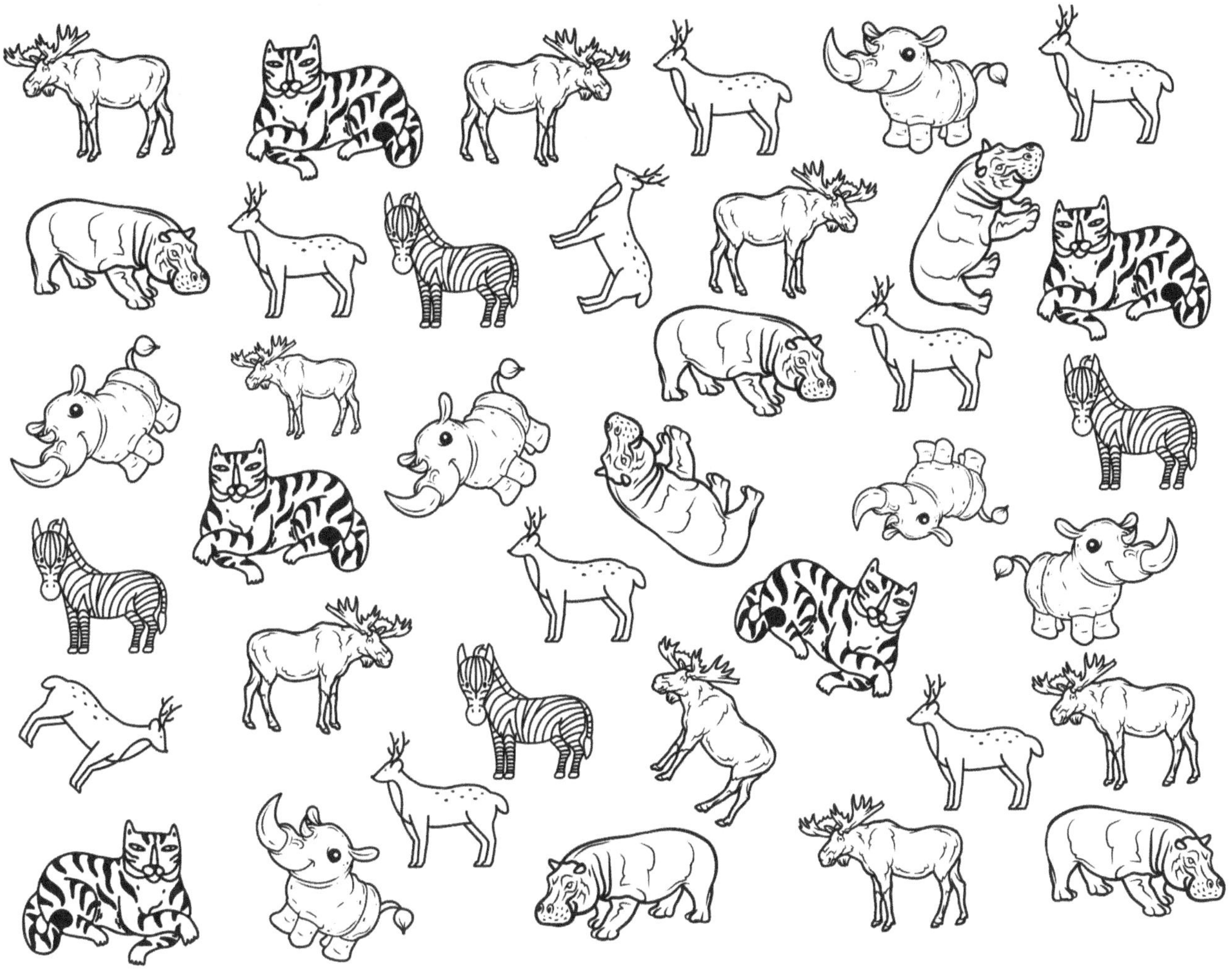

Count each animal and write your answer in the boxes below.

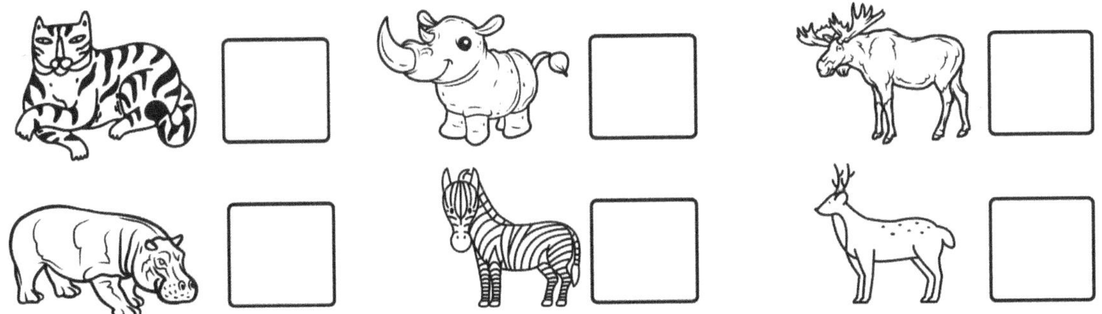

FRUITS

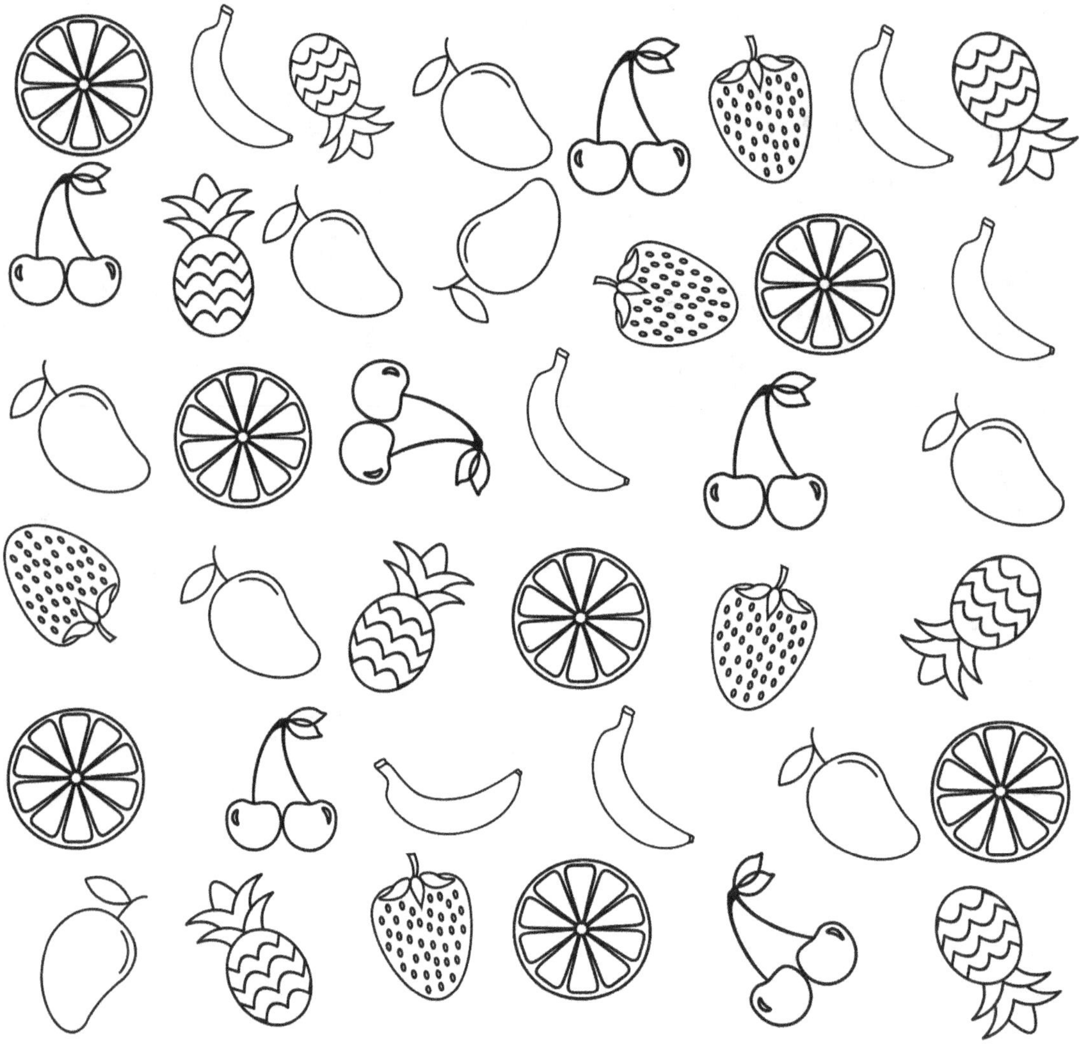

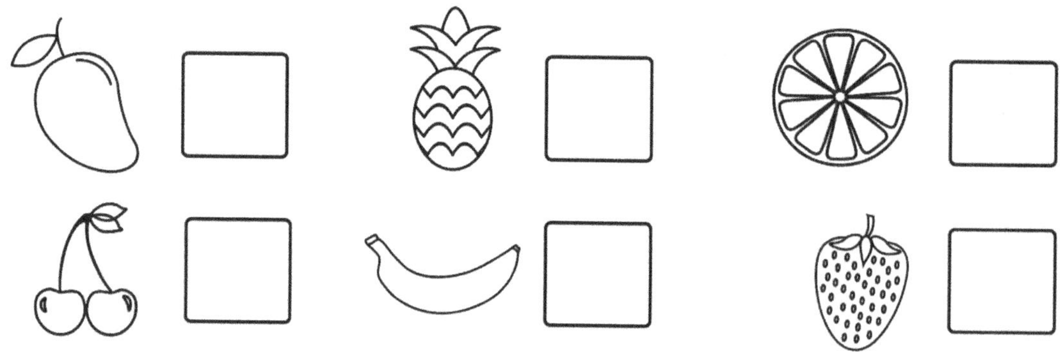

Count each fruit and write your answer in the boxes below.

VEHICLES

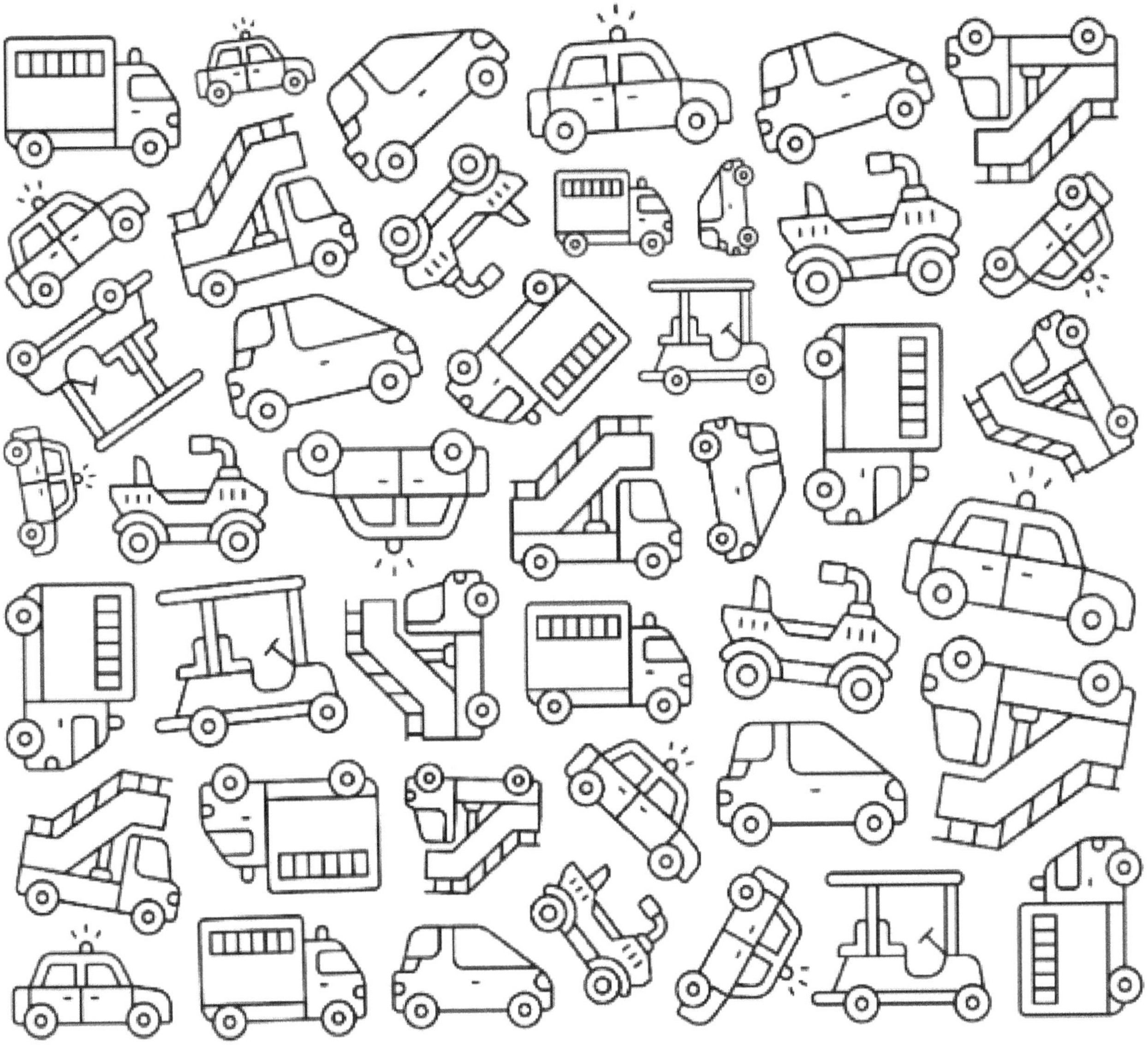

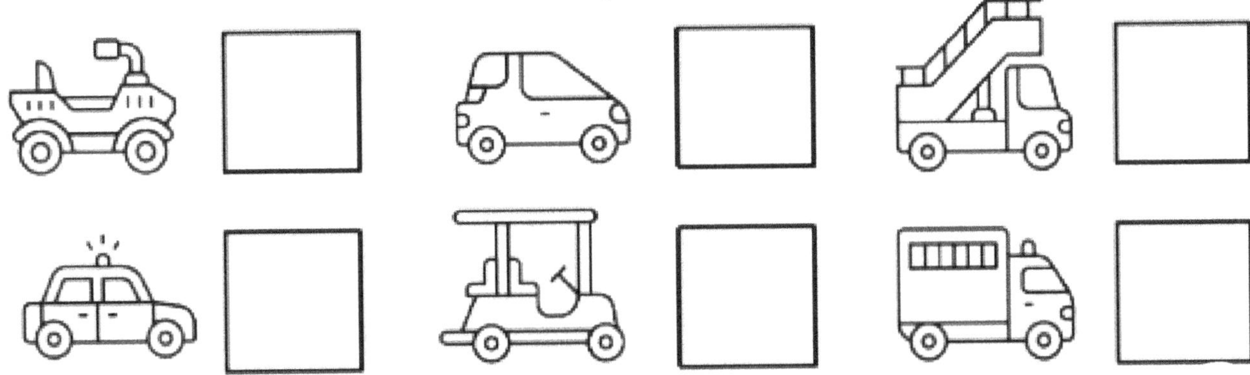

Count each fruit and write your answer in the boxes below.

HOW MANY?

Count the picture and write your answer in the boxes.

HOW MANY?

Count the picture and write your answer in the boxes.

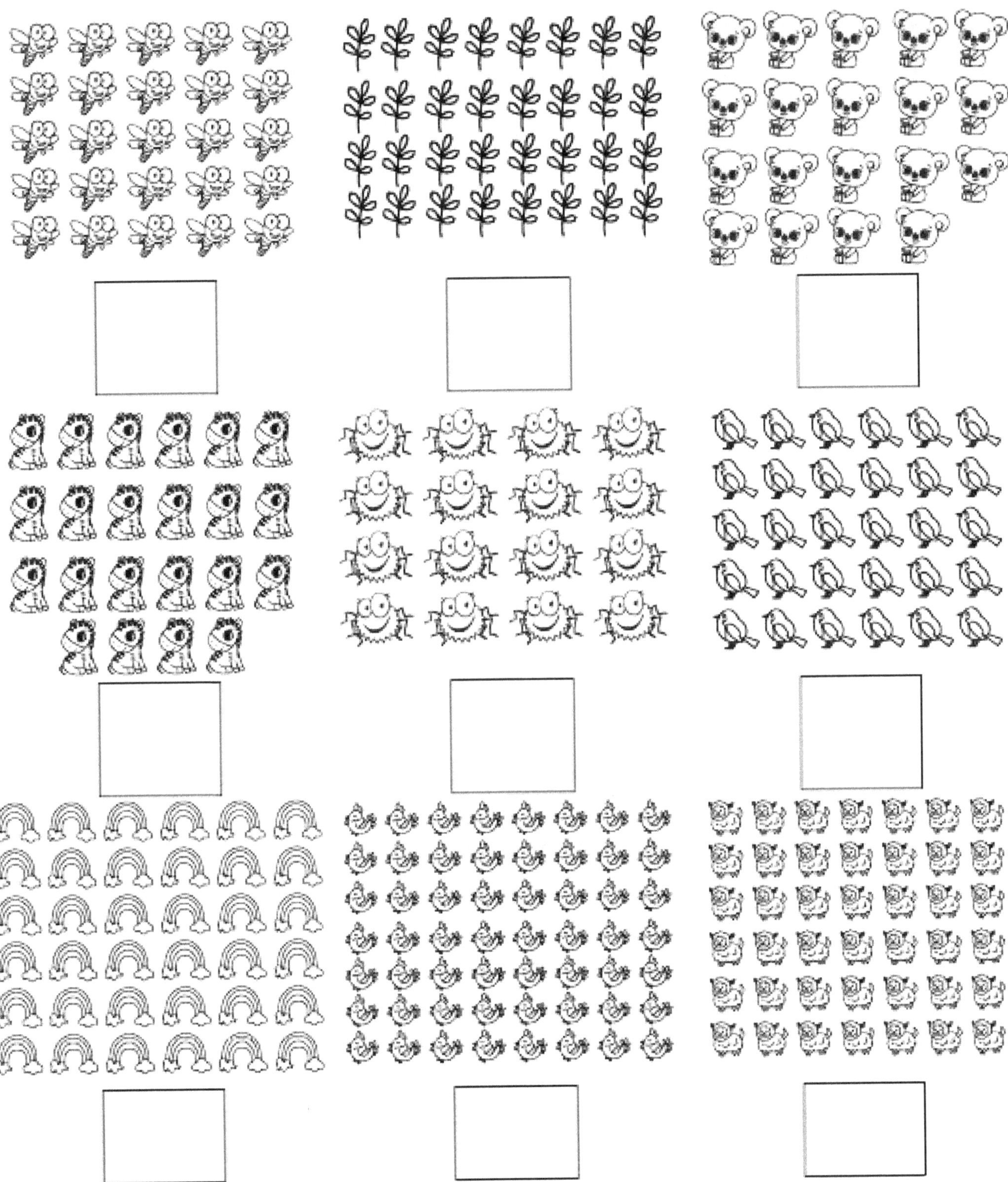

COMPLETE THE SYMMETRY!

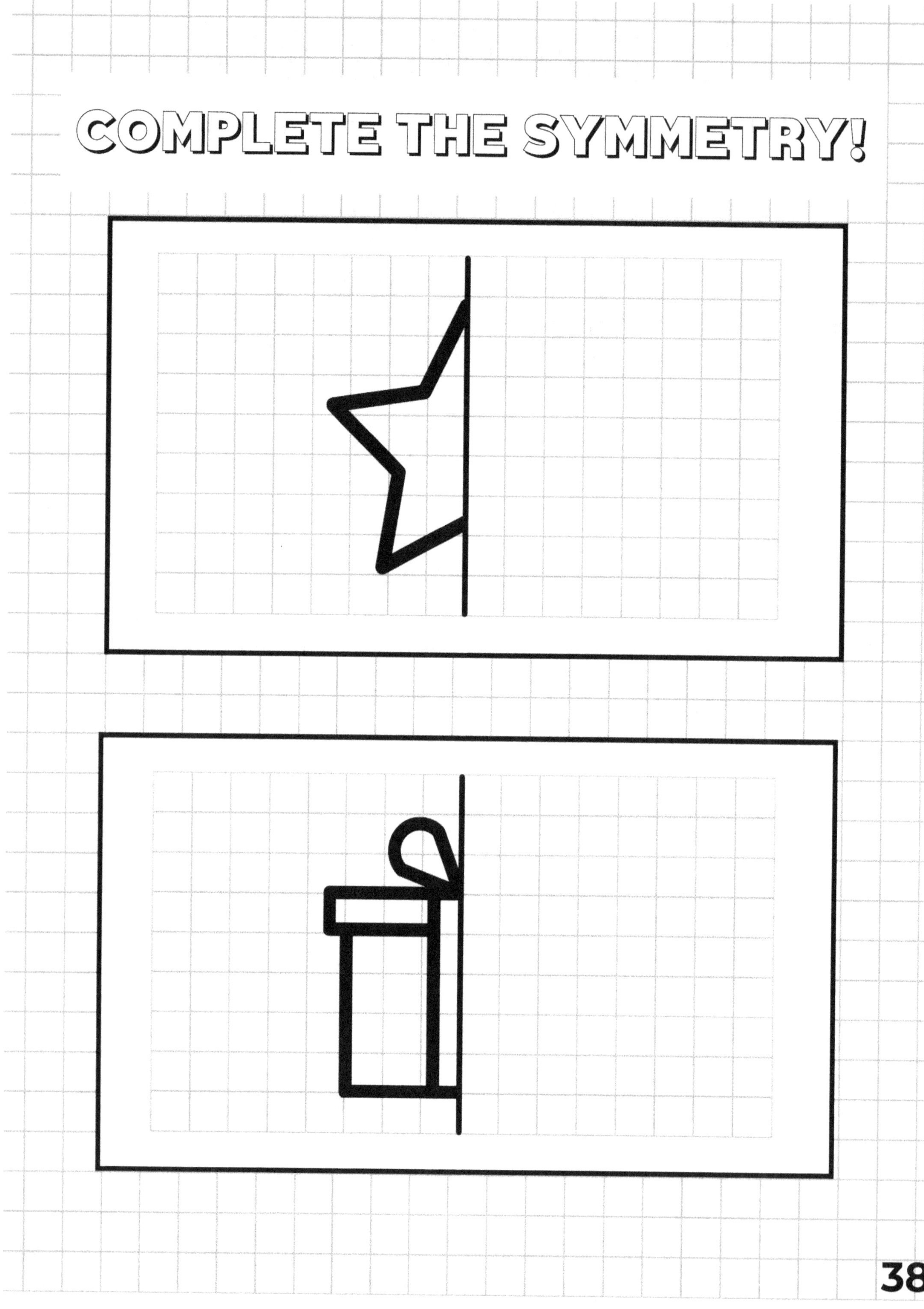

COMPLETE THE SYMMETRY!

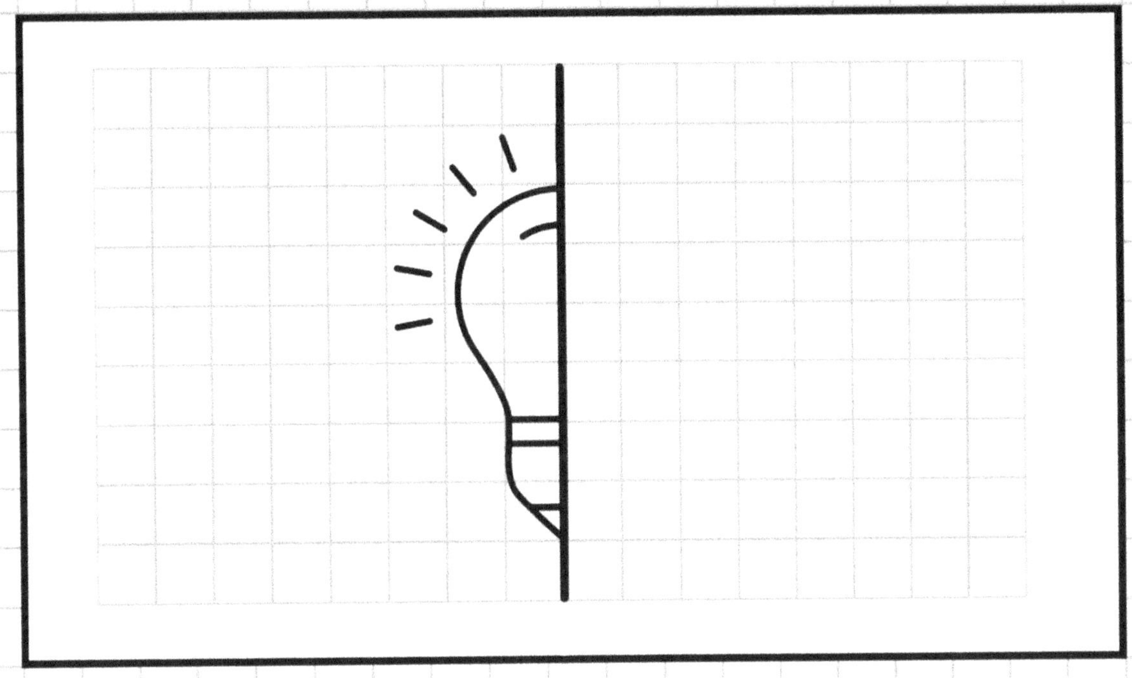

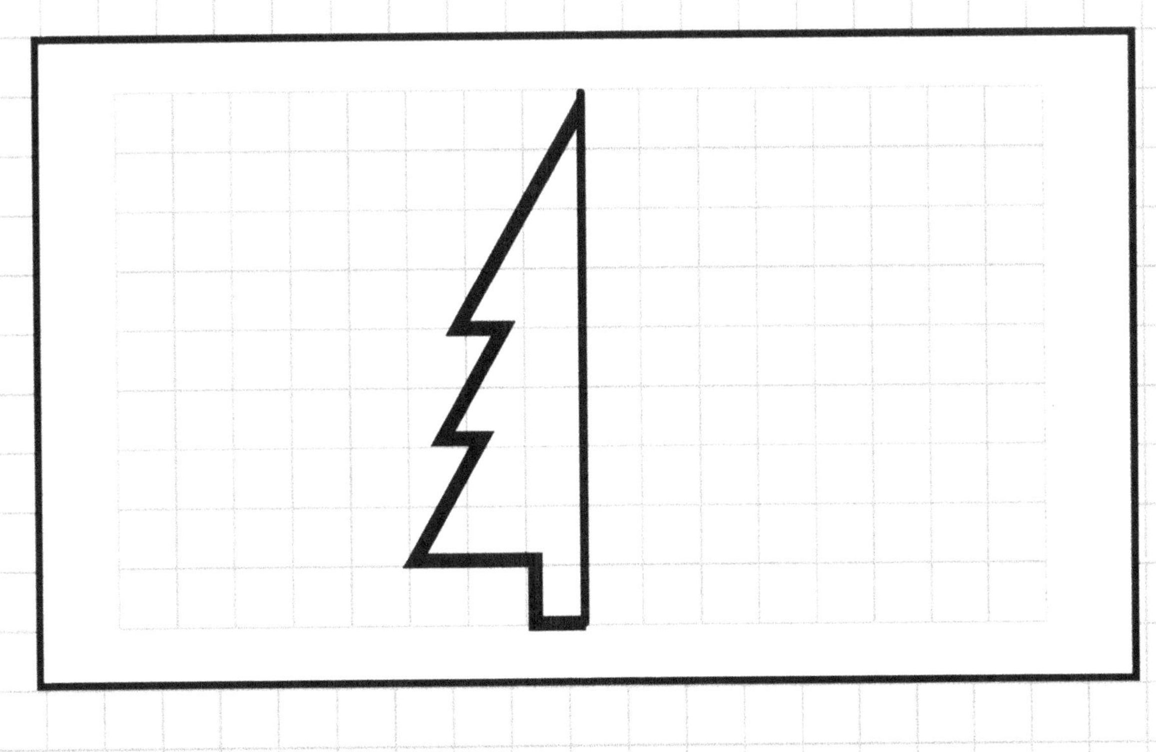

COLOR TEST

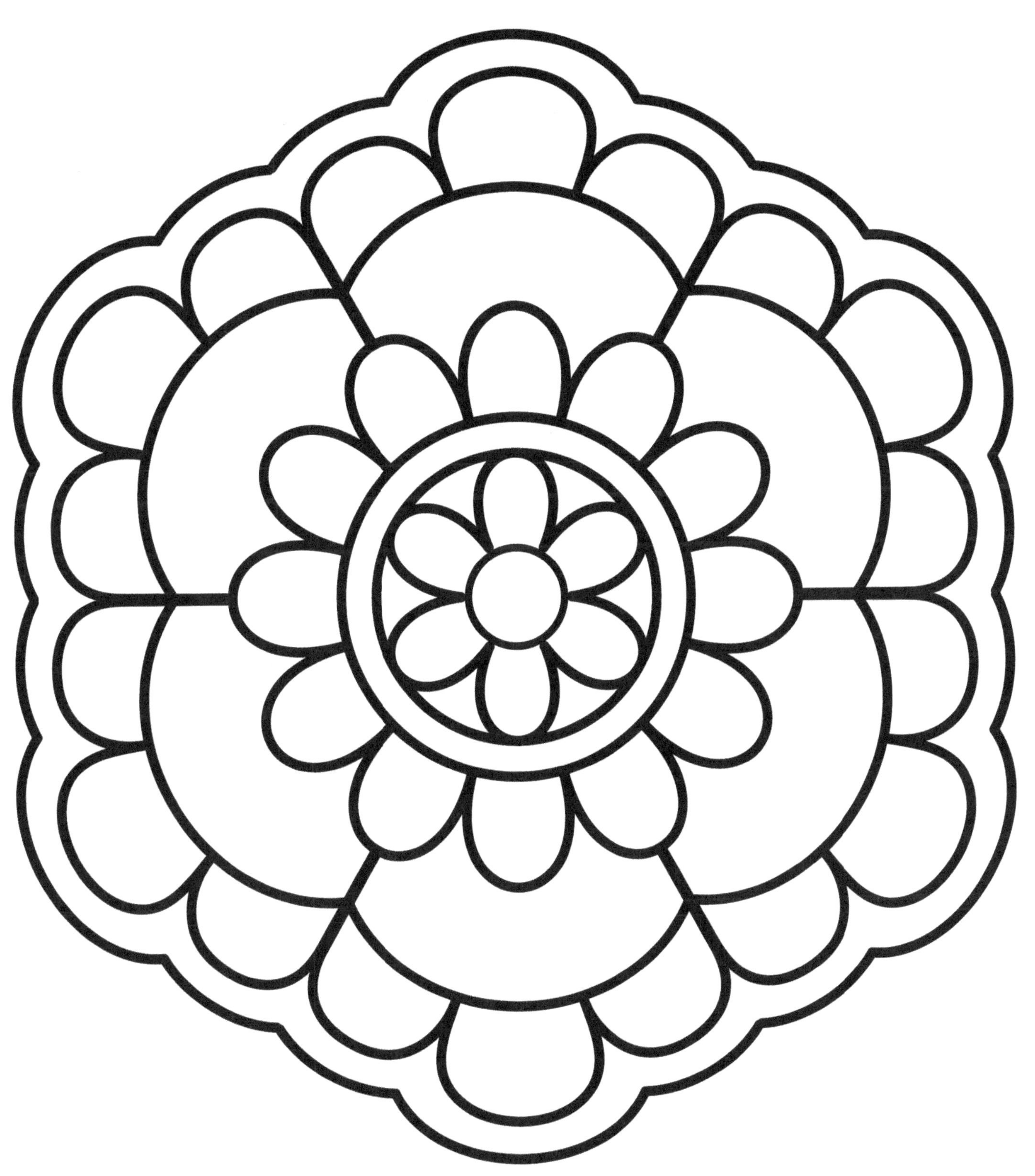

Fill the picture with your favorite colors
and bring it to life!

Word-based activities provide an excellent workout for the brain, promoting cognitive stimulation. They encourage you to think, recall, and process information, which can be particularly helpful for cognitive rehabilitation after a stroke.

Regular engagement with word puzzles, scrambles, and crosswords can contribute to the expansion of your vocabulary. This helps improve language skills and may aid in better communication, both written and spoken.

Solving word puzzles requires focused attention and concentration. Practicing sustained concentration can be beneficial in rebuilding and strengthening attention skills.

The act of writing or manipulating letters in word puzzles and crosswords can contribute to the improvement of fine motor skills.

Engaging with these puzzles involves recalling words, patterns, and associations, which can support memory enhancement.

Each line of the puzzle has one word hidden in a list of random letters. The blank space is a missing letter that belongs to that word. Decide what word is hidden in the letters and write in the space the missing letter. A word bank has been provided. Each word in the word bank appears somewhere in the puzzle.

C	H	N	T	Y	E	X	C	E	L		E	N	T	M	T	N	N	O	C	G
I	C	H	F	G	B	M	S	Y	N		O	R	T	O	I	S	E	Q	R	X
U	E	G	O	S	C	R	P	S	H		E	P	P	N	D	B	T	Y	I	T
T	I	I	T	T	H	N	O	R	T		O	S	X	W	F	U	K	H	S	B
I	C	X	D	L	H	R	W	P	Y		A	T	T	L	E	S	N	A	K	E
I	Y	V	T	L	X	M	H	V	P		L	A	R	M	W	Q	P	C	A	W
B	V	S	S	T	A	R	V	I	N		W	W	Q	S	J	O	A	U	G	F
Z	G	H	I	E	B	Z	C	D	L		U	C	K	K	S	V	Q	Q	I	P
O	S	A	I	N	Z	C	M	K	L		E	E	L	E	N	M	L	X	D	D
A	W	H	R	W	S	I	L	E	N		V	S	E	J	L	T	O	B	D	C
Y	H	U	J	K	W	M	R	A	N		B	O	D	Y	D	V	U	S	I	B
Q	Q	W	N	T	V	L	R	G	A		O	N	E	I	W	B	A	R	H	W
N	J	C	H	Q	H	V	W	K	E		C	I	T	E	D	H	B	K	W	L
D	Y	E	G	U	G	H	H	P	L		N	N	E	D	T	K	G	N	C	C
A	J	E	D	O	F	F	E	R	E		L	L	A	P	I	X	O	V	Q	V

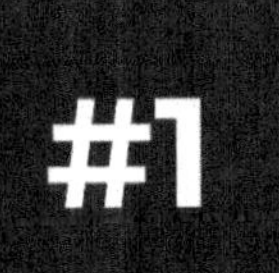

A. north
D. offered
G. starving
J. polar
M. excited

B. tortoise
E. feel
H. planned
K. none
N. rattlesnake

C. luck
F. anybody
I. silent
L. sheep
O. excellent

Each line of the puzzle has one word hidden in a list of random letters. The blank space is a missing letter that belongs to that word. Decide what word is hidden in the letters and write in the space the missing letter. A word bank has been provided. Each word in the word bank appears somewhere in the puzzle.

Y	R	G	U	H	Y	F	E	Y	A	R	O		M	N	K	O	N	M	J	A	V	C	B	E
X	V	P	P	V	E	X	G	F	R	Y	W		E	N	W	X	I	J	B	H	K	Q	Y	G
I	L	T	D	G	A	B	F	U	E	D	E		R	E	E	S	L	W	F	B	M	K	O	P
X	U	R	E	S	P	O	N	S	I	B	L		P	R	E	S	U	X	Q	K	W	H	Q	V
K	X	R	T	A	T	F	Y	T	D	V	M		R	R	Y	U	T	T	U	I	H	P	J	Z
Y	R	W	X	Y	X	Y	Z	L	N	S	C		R	P	I	O	N	E	K	G	A	D	V	Q
J	V	D	A	G	M	A	P	I	T	I	M		B	O	D	T	J	S	U	F	J	O	X	L
E	L	V	D	H	S	A	R	E	M	E	M		E	R	E	D	Z	H	Y	P	C	U	J	N
L	S	L	H	J	J	R	N	O	N	G	R		C	E	R	Y	K	W	K	E	E	L	D	T
I	Z	D	K	C	B	Z	G	D	J	F	X		E	T	I	W	J	H	Q	P	I	U	F	L
Y	O	I	T	K	C	O	F	H	Q	N	J		R	I	Z	E	Y	K	G	V	W	J	U	F
Z	D	M	Z	M	H	M	O	R	G	A	N		Z	A	T	I	O	N	S	R	B	F	K	S
Y	G	X	R	V	C	F	P	P	D	A	N		E	R	O	U	S	R	R	B	X	Y	Q	V
I	H	E	N	O	K	F	D	Q	Q	W	G		L	A	I	N	J	K	U	T	N	T	R	L
L	N	J	X	X	U	S	G	Q	U	Q	T		E	L	O	W	S	E	P	D	E	X	C	X

#2

A. den
D. remembered
G. scorpion
J. room
M. time

B. plain
E. prize
H. dangerous
K. pet
N. organizations

C. grocery
F. degrees
I. marry
L. responsible
O. below

Each line of the puzzle has one word hidden in a list of random letters. The blank space is a missing letter that belongs to that word. Decide what word is hidden in the letters and write in the space the missing letter. A word bank has been provided. Each word in the word bank appears somewhere in the puzzle.

G	J	F	Y	K	B	I	S	N	D	T		A	C	H	H	Z	D	S	B	T	S	V
N	F	O	T	B	D	U	X	G	R	E		T	I	E	Y	R	H	K	S	W	S	S
H	J	S	D	V	Q	D	Y	N	T	M		R	T	I	A	N	S	K	D	D	R	M
C	S	N	F	W	Q	Z	O	P	R	O		E	S	S	I	O	N	A	L	Y	H	X
L	X	W	V	P	U	B	T	F	B	S		A	N	D	C	N	F	N	I	P	Y	F
W	P	C	Z	E	X	O	I	V	C	B		I	C	E	S	T	S	S	M	I	L	A
T	Q	B	F	T	A	Y	Q	P	W	H		T	H	E	R	C	E	D	Q	K	E	C
O	P	U	Y	R	J	N	F	X	E	Y		X	P	R	E	S	S	U	G	T	I	F
G	R	W	Z	F	G	I	R	L	F	R		E	N	D	P	U	R	T	A	R	T	Z
V	D	K	B	A	Y	M	D	Q	A	R		I	C	L	E	S	C	M	O	V	J	R
F	B	B	G	A	M	E	Y	S	U	P		O	V	I	N	C	E	S	J	R	E	G
I	D	L	W	I	V	P	U	A	C	G		R	D	E	N	D	S	B	U	F	T	N
X	G	P	P	X	Z	M	X	C	O	A		B	E	N	F	D	Z	D	G	H	Y	R
K	Z	U	H	I	M	P	O	R	T	A		T	E	L	D	P	Y	D	K	D	G	H
R	K	W	Z	F	M	N	M	K	P	L		N	T	S	S	K	W	U	N	P	Q	F

#3

A. professional
B. stand
C. Martians
D. provinces
E. express
F. coat
G. nicest
H. garden
I. whether
J. plants
K. great
L. important
M. article
N. girlfriend
O. teach

Each line of the puzzle has one word hidden in a list of random letters. The blank space is a missing letter that belongs to that word. Decide what word is hidden in the letters and write in the space the missing letter. A word bank has been provided. Each word in the word bank appears somewhere in the puzzle.

R	W	F	V	P	E	R	C	E	N		N	K	X	Y	N	P	L	T	Q	N
E	P	I	E	F	P	P	K	G	L		H	E	N	Z	J	M	X	I	N	C
R	P	G	H	P	E	L	E	C	T		I	C	D	O	K	X	L	Y	I	O
J	R	B	E	B	M	A	S	A	U		I	N	I	B	I	K	E	V	E	I
H	M	X	C	K	Y	I	V	E	R		F	M	U	S	W	A	O	R	L	K
H	Z	A	B	E	D	V	K	M	L		S	T	K	F	E	V	B	I	L	D
C	E	J	H	U	R	G	P	J	L		R	O	W	I	N	G	E	K	I	U
R	U	J	S	J	L	M	K	N	O		S	Y	T	S	W	Z	R	D	W	Q
M	Y	S	U	T	K	G	V	G	O		S	C	F	K	M	H	Q	U	I	W
A	V	D	L	P	G	D	N	F	J		B	S	M	E	A	P	U	Q	Z	Y
V	V	C	H	Z	G	V	W	R	O		E	D	Q	F	L	W	E	G	P	B
F	Q	X	Y	Y	U	J	J	Q	N		E	D	S	L	A	J	X	D	T	I
G	A	J	E	R	A	U	B	V	A		K	I	F	D	K	I	Y	P	G	R
G	K	I	N	T	E	R	E	S	T		N	G	J	F	B	X	B	J	A	O
Q	X	C	U	M	I	H	D	G	T		A	D	S	E	K	L	C	H	W	H

#4

A. percent

B. interesting

C. gods

D. mini-bike

E. wrote

F. needs

G. van

H. very

I. last

J. job

K. growing

L. noisy

M. when

N. electric

O. toad

Each line of the puzzle has one word hidden in a list of random letters. The blank space is a missing letter that belongs to that word. Decide what word is hidden in the letters and write in the space the missing letter. A word bank has been provided. Each word in the word bank appears somewhere in the puzzle.

B	Y	G	E	T	R	K	P	R		N	T	I	N	G	K	D	R	X
X	G	F	D	Q	B	S	F	P		N	Y	I	C	V	M	D	S	K
R	P	T	Q	A	K	U	D	D		H	D	P	O	F	G	M	J	Q
Y	X	Z	T	R	A	F	F	I		G	X	K	B	G	C	J	S	N
B	I	P	A	V	P	I	E	C		S	M	M	B	G	L	K	T	J
X	Q	A	T	I	O	S	S	W		R	D	S	D	Q	M	P	F	X
N	D	T	B	N	O	Q	C	O		E	S	K	I	A	W	I	J	E
L	R	D	U	C	I	T	I	E		L	O	Y	J	V	C	K	P	X
A	G	R	O	C	E	R	I	E		X	B	H	C	M	C	N	S	Q
Z	Y	C	N	E	X	Y	C	M		T	D	S	I	Z	H	F	F	V
M	D	M	W	G	G	P	N	W		S	H	I	N	G	X	G	O	W
X	E	G	I	R	L	F	R	I		N	D	A	A	K	U	M	H	W
S	U	K	Q	T	M	S	M	E		L	W	G	R	Y	G	R	P	H
H	W	D	Z	R	O	F	G	Q		A	I	L	K	K	D	F	B	S
P	E	K	H	F	G	W	Z	E		A	C	T	L	Y	N	W	J	B

#5

A. girlfriend

B. groceries

C. do

D. traffic

E. words

F. exactly

G. comes

H. smell

I. tail

J. cities

K. washing

L. me

M. printing

N. pin

O. pieces

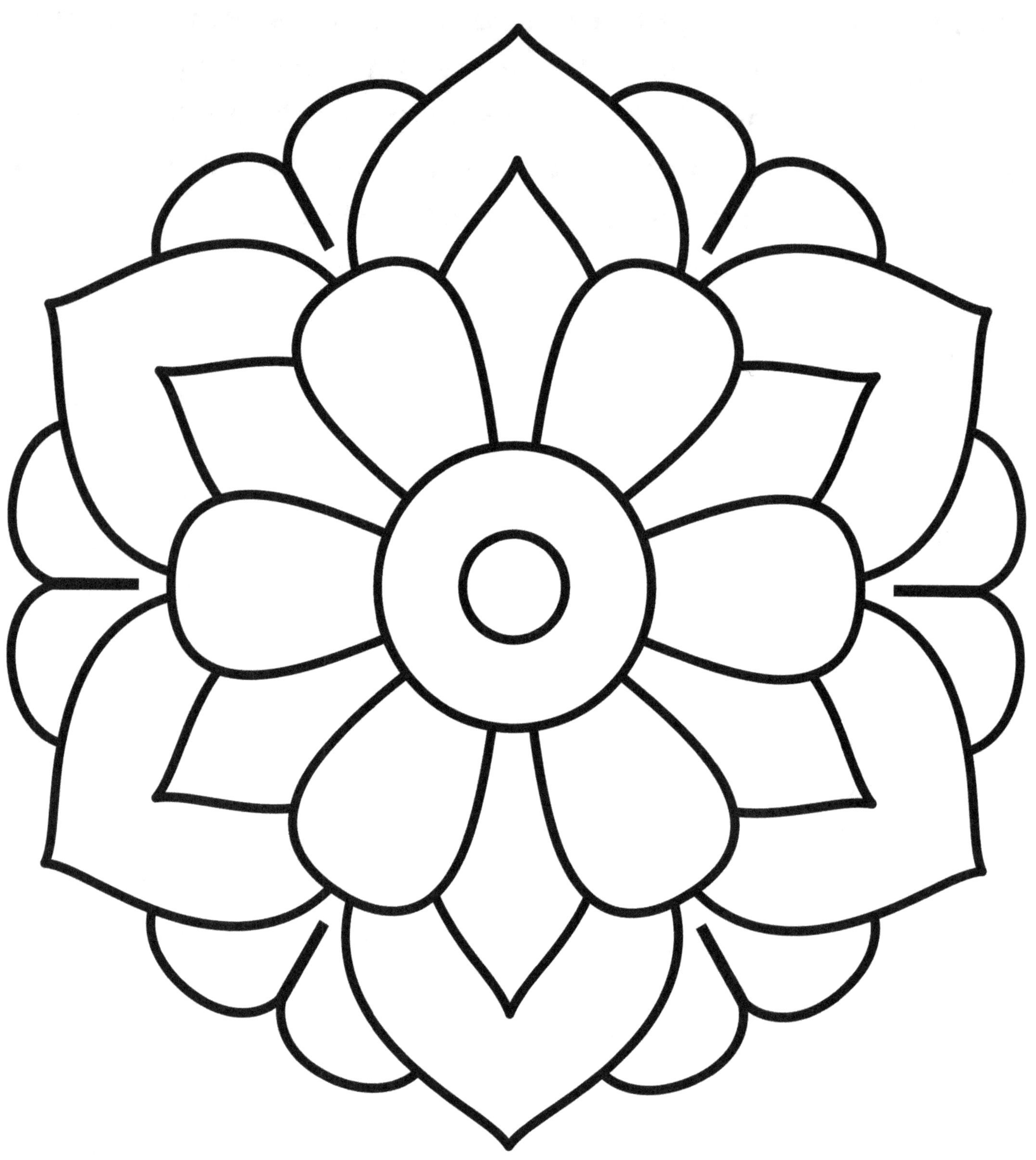

**Fill the picture with your favorite colors
and bring it to life!**

Search-By-Word Puzzle #1

```
Q  A  N  E  W  C  R  P  N  M  U  T  U  A  K  O
O  R  B  C  G  Z  E  N  L  F  A  L  L  R  F  I
H  D  N  R  I  N  F  H  R  C  A  Q  U  C  I  H
J  E  W  F  O  V  I  A  O  N  S  S  A  D  U  P
O  E  R  M  O  W  I  R  B  O  T  I  W  E  F  X
L  S  C  U  Y  R  N  V  E  I  L  F  C  L  D  Y
U  L  W  W  T  C  E  E  C  T  S  M  K  L  N  P
M  E  P  A  A  A  M  S  Z  A  T  Y  X  I  A  P
M  R  E  P  A  F  N  T  T  N  N  A  T  E  L  T
S  R  G  Q  R  F  D  T  I  I  E  W  C  X  D  P
M  I  N  I  A  T  U  R  E  M  I  Z  P  S  O  B
O  U  F  O  L  I  A  G  E  R  R  C  V  Y  O  S
W  Q  Q  O  A  K  T  R  E  E  T  X  N  K  W  B
T  S  Y  M  B  O  L  E  A  G  U  Y  M  U  E  Y
I  K  L  A  P  H  I  X  M  X  N  A  K  P  T  D
R  Q  N  Y  N  K  P  F  A  F  S  P  P  V  G  S
```

NUT	SEED	FALL	MINIATURE
TINY	BROWN	AUTUMN	NUTRIENT
FOREST	NATURE	RUSTIC	SCATTERING
SYMBOL	HARVEST	FOLIAGE	ACORN CAP
OAK TREE	SQUIRREL	WOODLAND	GERMINATION

Search-By-Word Puzzle #2

R O D N C M L N E P D P P E Q V
M V Q W A R M C O L O R S J E S
S R E Y A L N C O A T S A S K E
Q R J T R G D E N I M T O C Y N
R G D R S N B H T D U I E A M O
E G B O T W T Q F S F N W R Q T
O R E R E H T A E L E K O V V Y
K K A D K X R G A L Z Y O E X H
F I N V C S X N T Q O K L S H T
N J I S A R N R I M Z N K F X R
K N E H J E U C O R D U R O Y A
J T S N L T H Z T I G H T S Y E
C D M S N A G I D R A C T F R B
X A S Q T E E H O T L O E P D M
P I F S G W C A W C O K V W H J
R N R U Y S K C L B L H O Z C N

HATS	BOOTS	WOOL	WARM COLORS
COATS	DENIM	PLAID	CARDIGANS
LAYERS	SCARVES	TIGHTS	EARTHY TONES
LEATHER	BEANIES	JACKETS	TURTLENECKS
SWEATERS	FLANNELS	CORDUROY	CHUNKY KNITS

Search-By-Word Puzzle #3

```
F  O  V  E  F  E  R  U  T  A  N  U  W  T  O
G  F  J  G  X  T  Q  D  Q  Q  P  S  I  E  E
U  K  P  A  Q  P  P  S  I  R  C  D  S  X  U
K  A  I  I  A  D  E  L  I  G  H  T  N  T  W
X  M  A  L  V  T  Y  R  U  X  E  L  M  U  J
O  Z  I  O  K  H  R  D  I  A  I  L  U  R  T
L  H  R  F  G  R  D  A  Z  E  E  A  T  E  S
C  I  U  O  B  N  D  V  N  A  N  F  U  R  E
B  A  S  E  A  S  O  N  V  Q  G  C  A  S  R
N  U  T  O  O  F  R  E  D  N  U  P  E  W  O
R  Q  L  J  R  F  S  D  I  C  W  I  U  L  F
A  W  I  D  P  A  R  K  Z  O  U  O  L  K  H
Z  X  N  N  E  D  L  O  G  D  N  U  O  S  W
X  W  G  C  X  A  G  Q  T  P  N  I  G  D  N
N  R  C  B  W  C  J  T  X  B  J  A  B  E  S
```

DRY	PARK	FALL	TRANQUIL
SOUND	WOODS	CRISP	TEXTURE
AUTUMN	GOLDEN	NATURE	UNDERFOOT
LEAVES	SEASON	FOREST	RUSTLING
WALKING	FOLIAGE	DELIGHT	EXPERIENCE

Search-By-Word Puzzle #4

E E M U K Z F Q O D S P D T D R
A U X K L A N A T U R A L E O U
T N E B M Q G A N P W H D X O T
H P T M S F X Y U Q D W B T W A
Y A R I Y B W D D E T G O U F L
Z I N I Q J J E S U O H M R A F
O I O D M U M S A R J C H E N V
C L L C C I E Z V T U M R D I K
O O J E A R T H Y A H S W N S F
U D B L T B A I D R A E T H P W
N G C S L P I F V E S A R Y C Z
T E I O G Y I N T E G G V E H B
R D G A Q X H O M E S T E A D S
Y A N M T G W N F H D K L G D Q
Q D F C L V Y N X E I A C N C F
J P H Z M W X M J Q P L O T O U

LOG	WOOD	COZY	WEATHERED
WORN	LODGE	RUSTY	PRIMITIVE
CABIN	EARTHY	VINTAGE	DISTRESSED
COUNTRY	NATURAL	ANTIQUE	HOMESTEAD
TEXTURED	FARMHOUSE	RECLAIMED	HANDCRAFTED

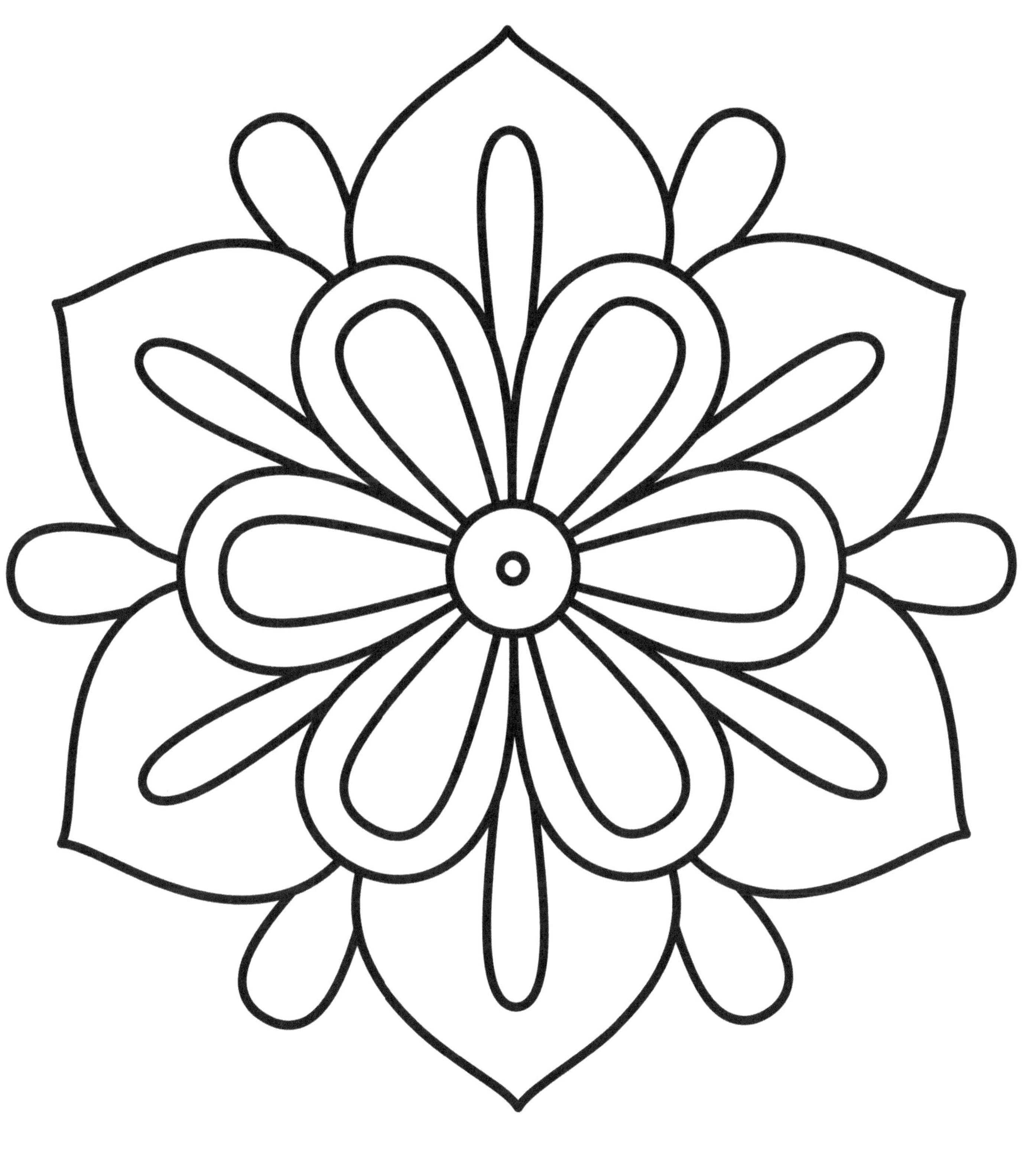

Fill the picture with your favorite colors and bring it to life!

TPSSRNEEIT

EMAFEL

GOLINGS

CRONW

TASER

GNIW

ISOLDESC

YLELA

TEHRAN

LFEAK

ULANAPAEMTC

ISQUETEIX

PUZZLE #2
COUNTRY

ECRNIP

LSEIAR

WOND

OBRO

ALURR

UTISEOD

ORNOLAMD

IYBAL

PDALNU

IELLGAV

POTLINTANA

SATE

HAPPY

GLREUG

IPGNEERSSD

LILUYFSSBL

WDON

KIYLDN

AVTAESLI

LCOUD

MENTTIEANLS

LWMOEEC

GYIONCL

IHEINRBHGD

YOLFJU

PUZZLE #4
LOVE

OWGL

IRFAFA

HDLO

THARDE

ZLEIIDO

AENORM

NCANCSYNOIT

KINHT

OCKACEP

ILDRGAN

RTNAOMIAA

HEHTAR

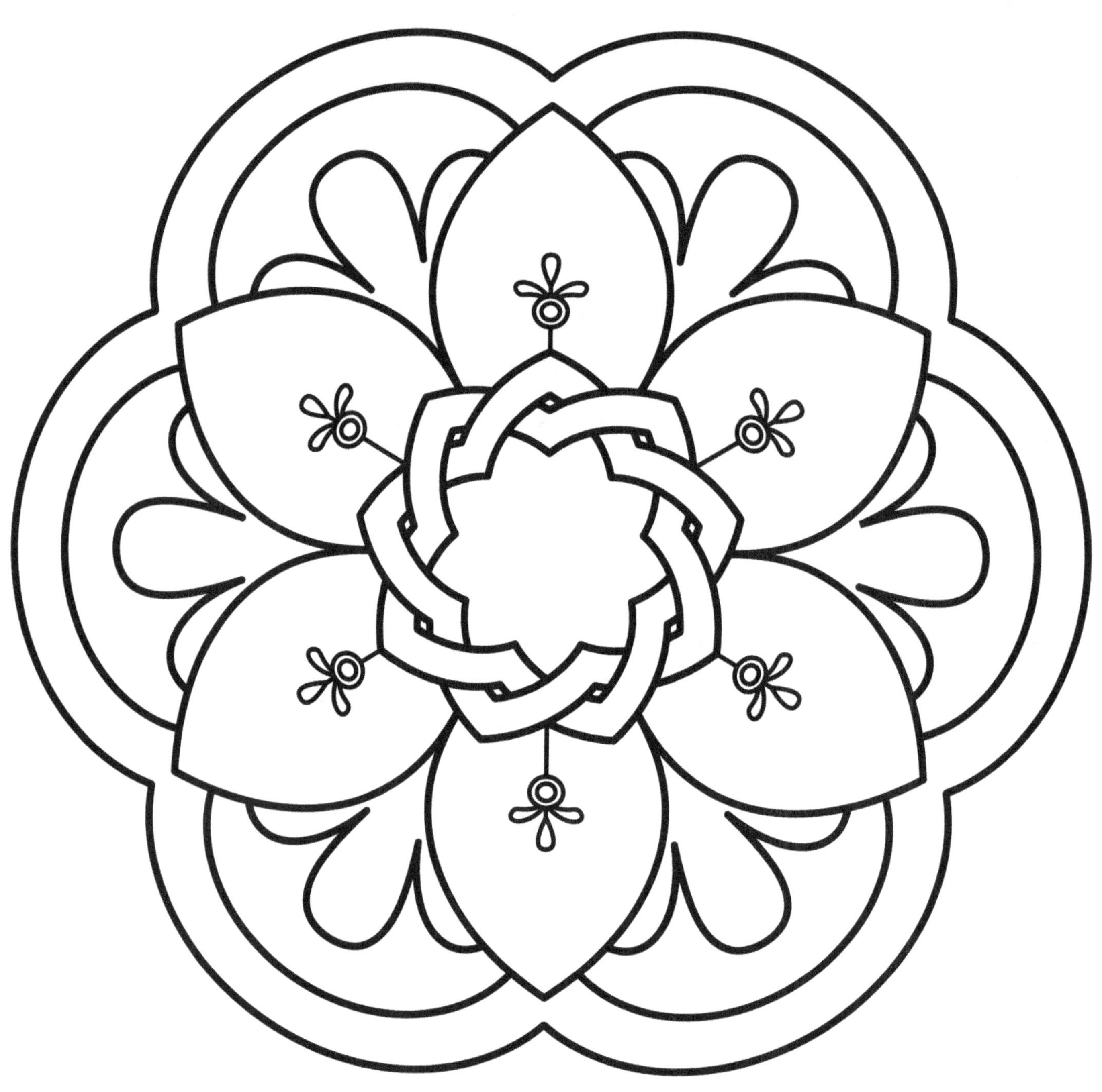

**Fill the picture with your favorite colors
and bring it to life!**

CROSSWORD #1

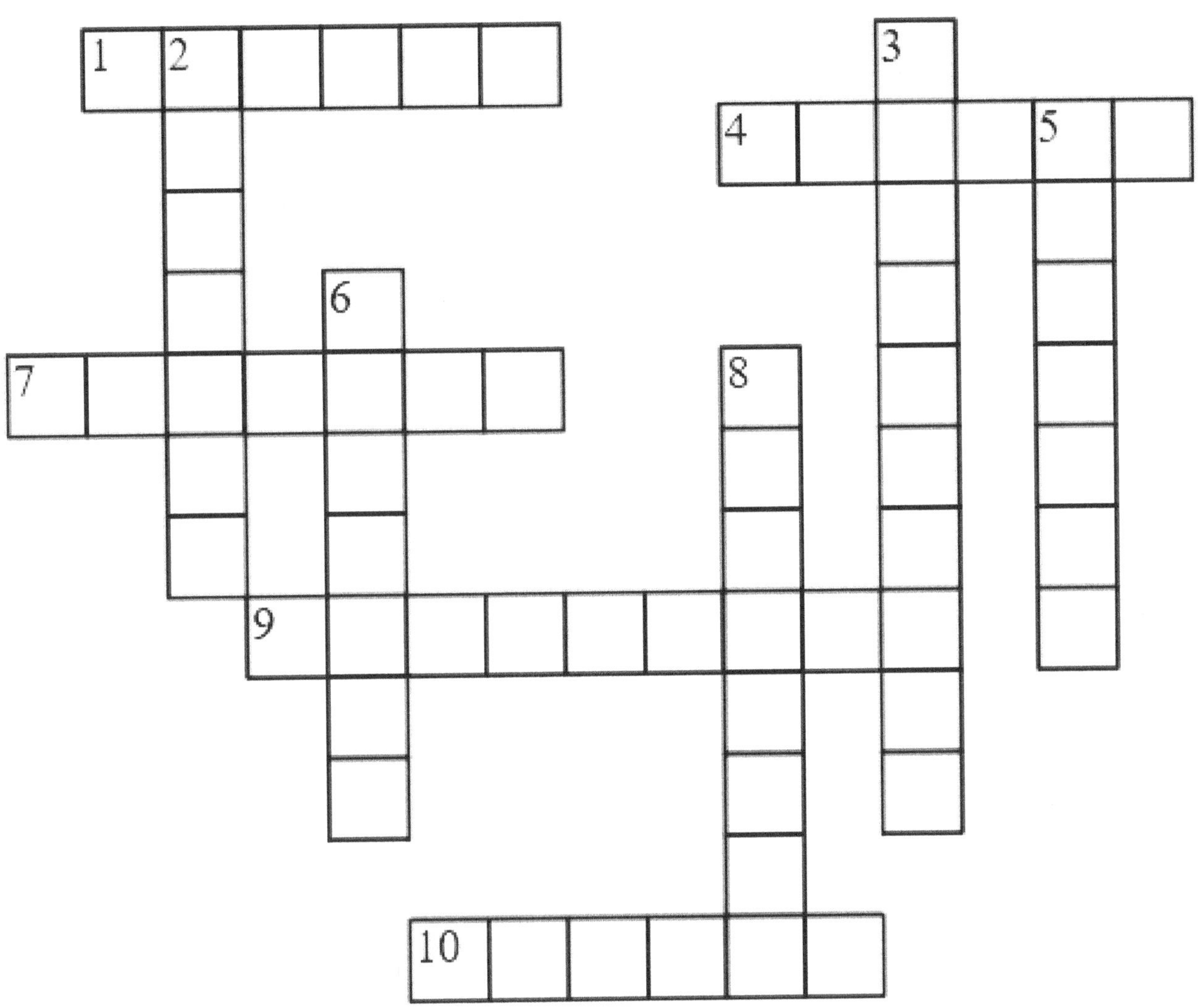

ACROSS

1 Appease, Chasten
4 prompt, brisk
7 agree, permit
9 Gallant, strapping
10 Favorable, friendly

DOWN

2 Joined, Added
3 hurdle, obstruction
5 compassionate, merciful
6 Depression, misery
8 Complaisant, Willing

CROSSWORD #2

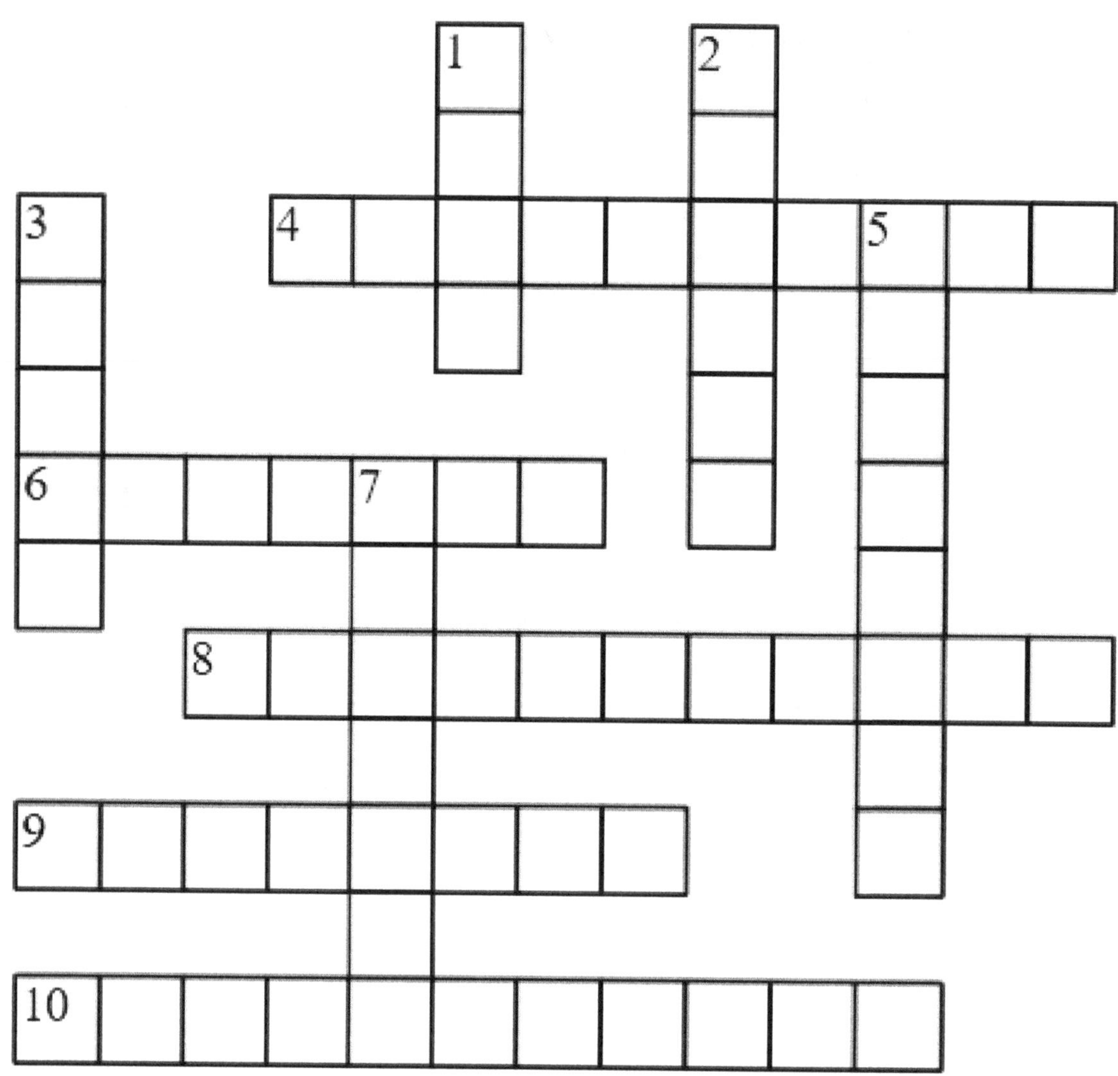

ACROSS

4 indifferent, negligent
6 irreligious, unholy
8 Catastrophic, pernicious
9 Cajole, Impress
10 effect, outcome

DOWN

1 Predicament
2 accountable, bound
3 Stature, Asset
5 Counsel, reprove
7 Arcane, Vague

CROSSWORD #3

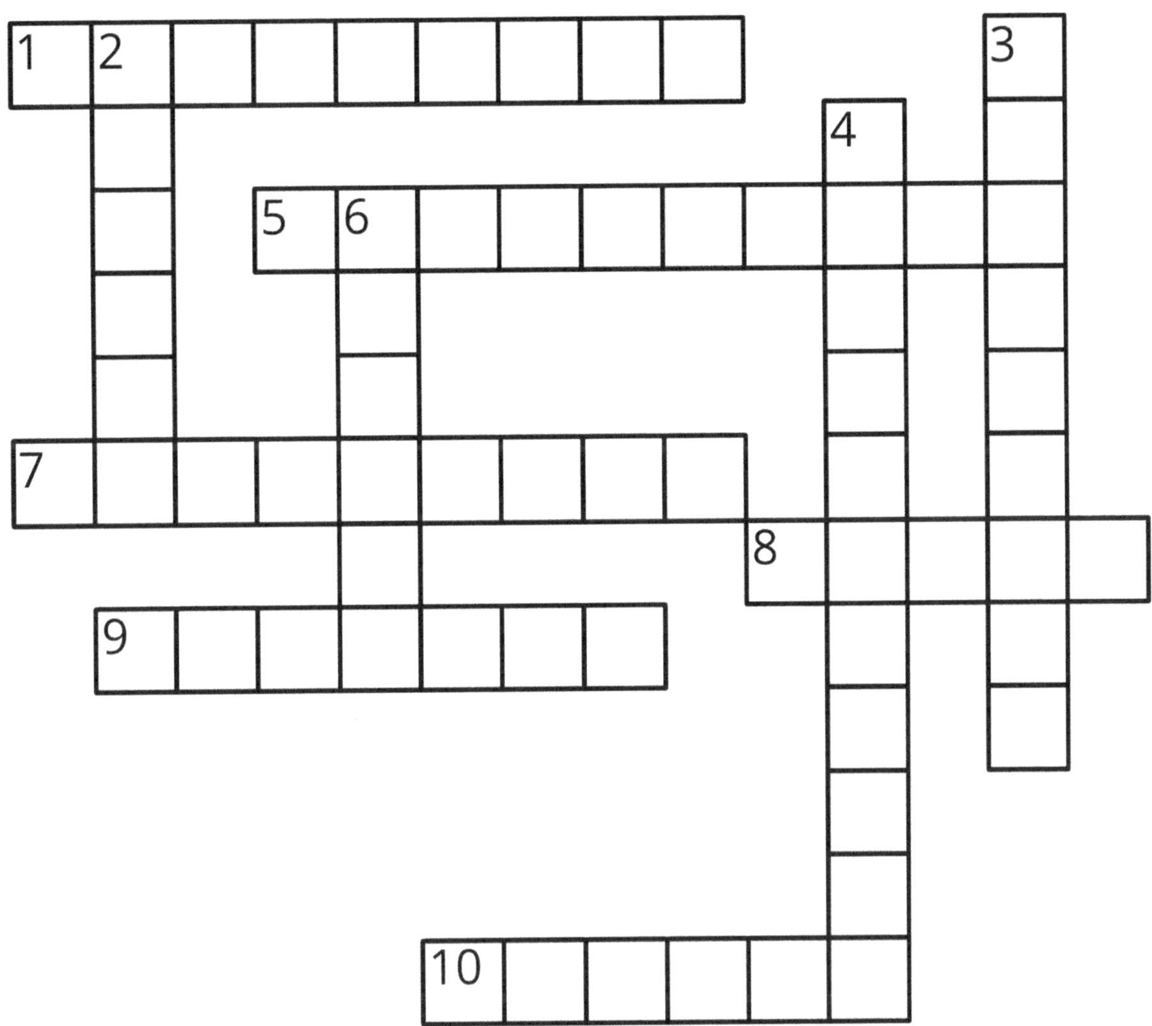

ACROSS

1 Misfortune, calamity
5 marvelous,
7 extraordinary Flustered,
8 anxious Austere, Blank
9 magnanimous,
10 generous tyro, beginner

DOWN

2 Pliable, pliant
3 Stubborn, Adamant
4 solidify, strengthen
6 attribute, ascribe

CROSSWORD #4

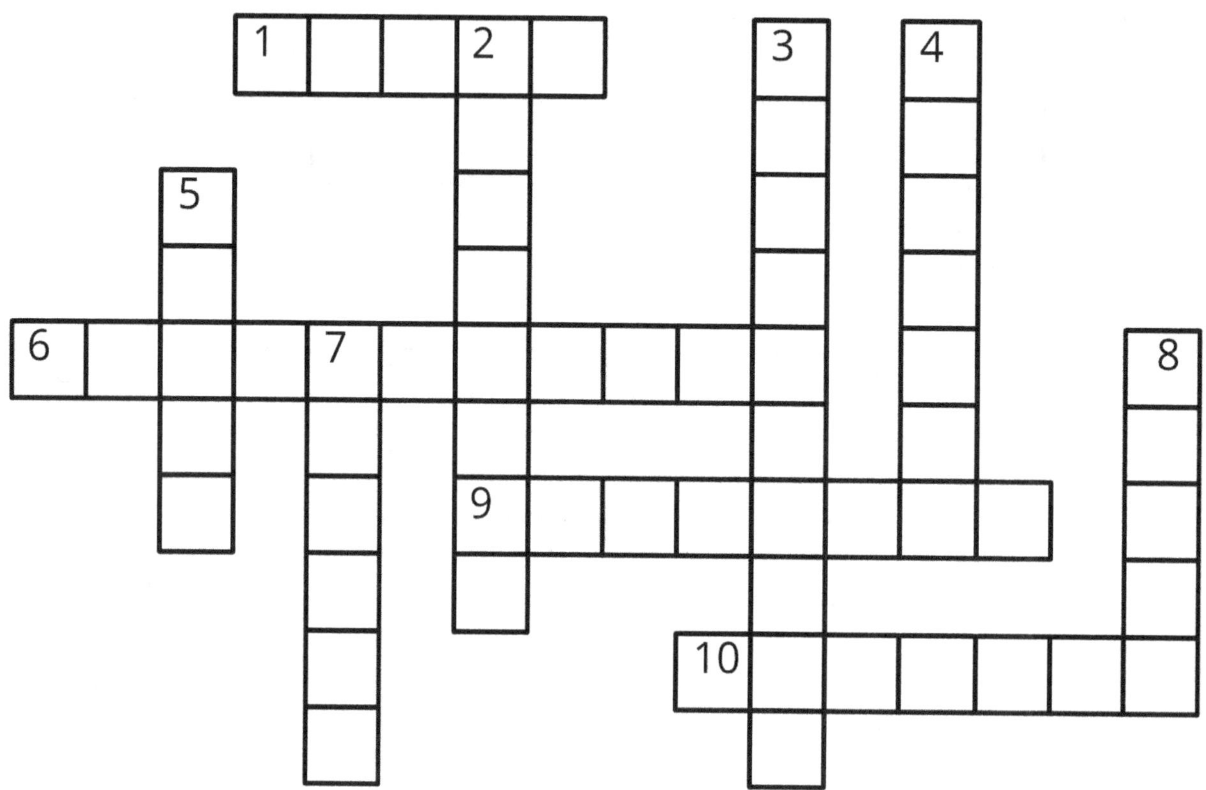

ACROSS

1. Impostor, deceiver
6. inefficient, unskilled
9. Pace, Betterment
10. cancel, annual

DOWN

2. scorn, disregard
3. Clamorous, rowdy
4. Evident, apparent
5. sound, rational
7. humble, courteous
8. Pacify, soothe

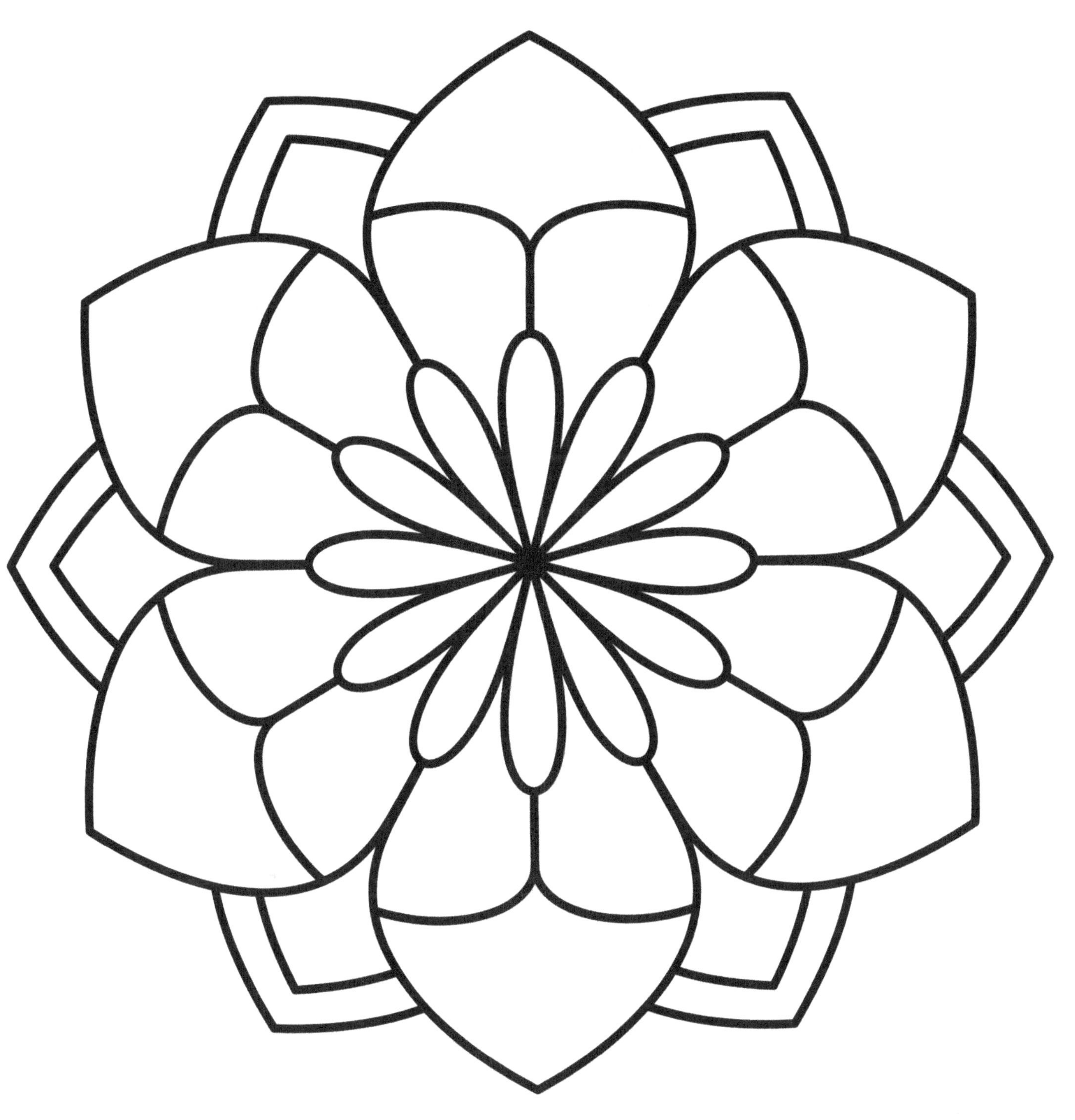

Fill the picture with your favorite colors
and bring it to life!

MAZE Rules:

The aim is to find your way to the exit after entering the maze.
You can use your finger or a pen or pencil to trace your path through the maze.

START MAZE #1

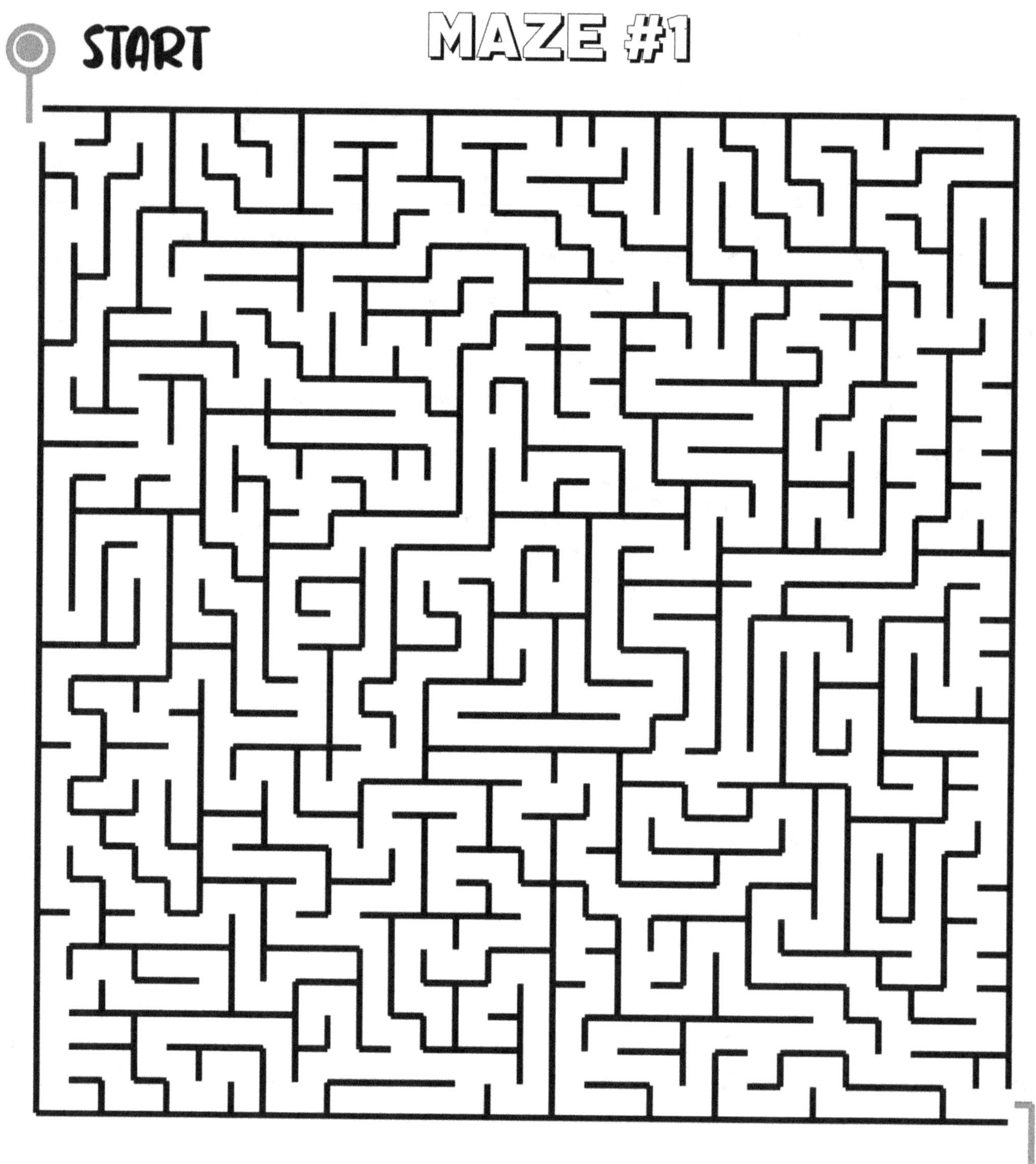

FINISH

MAZE #2

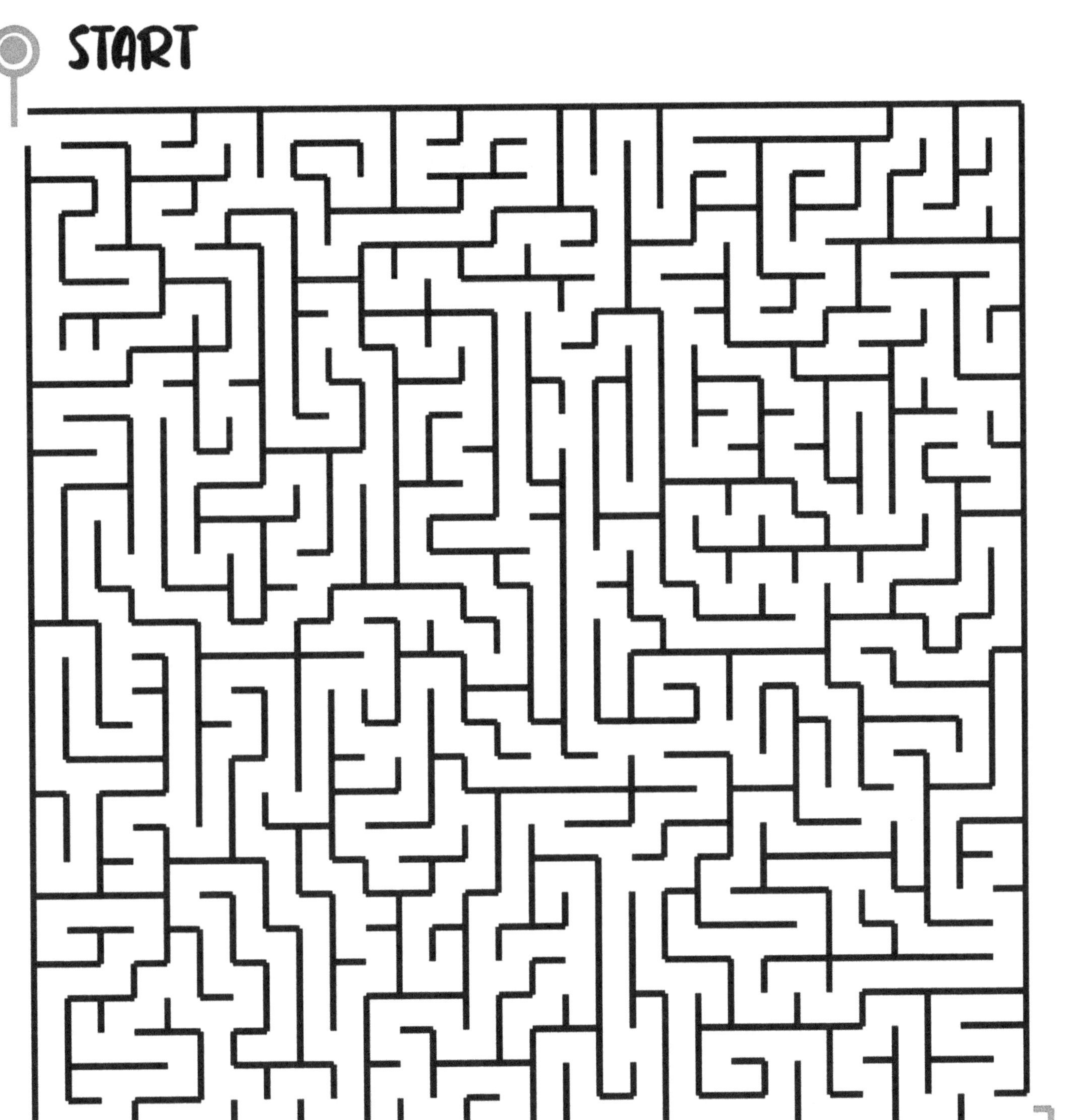

START
FINISH

MAZE #4

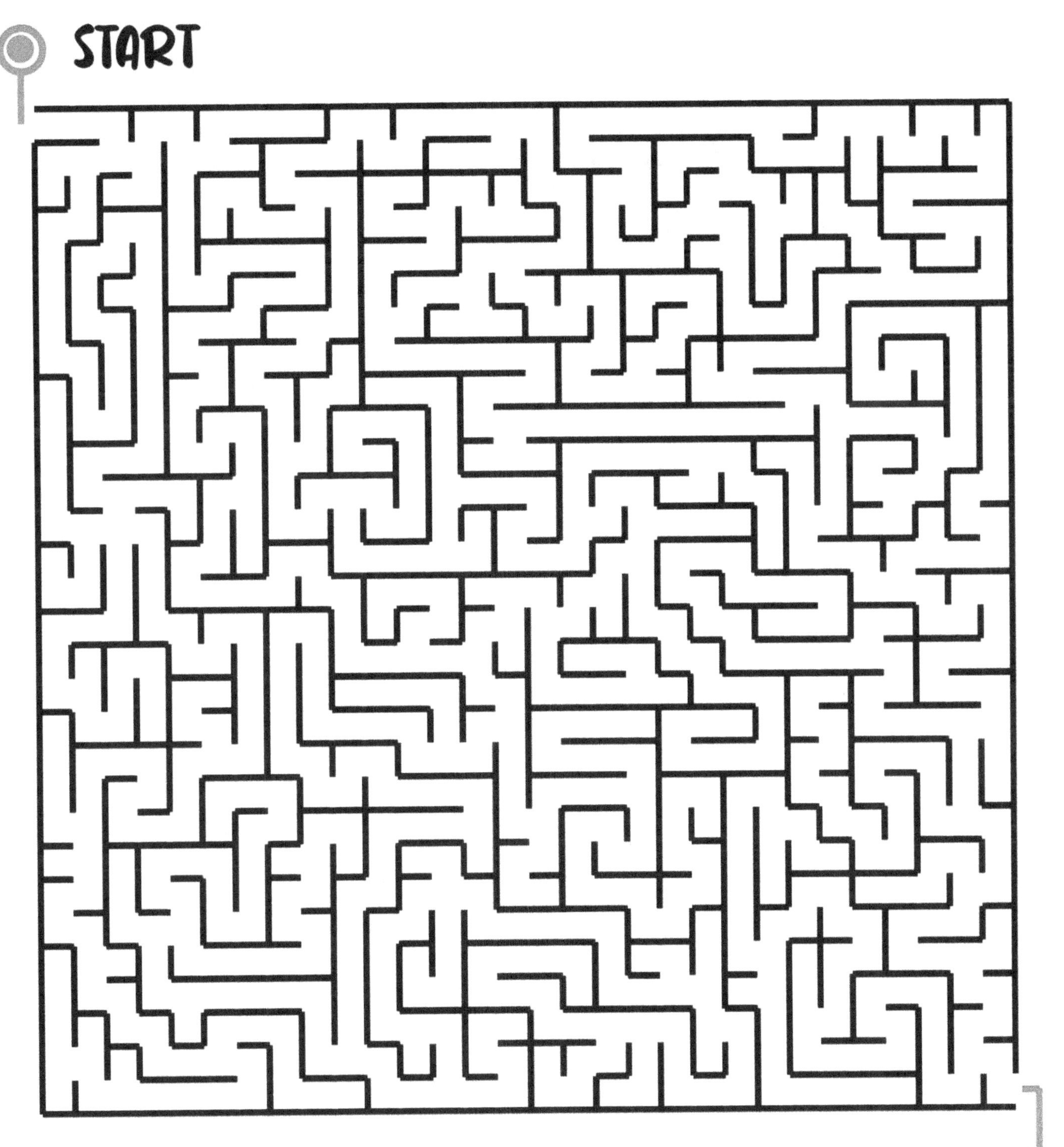

MAZE #5

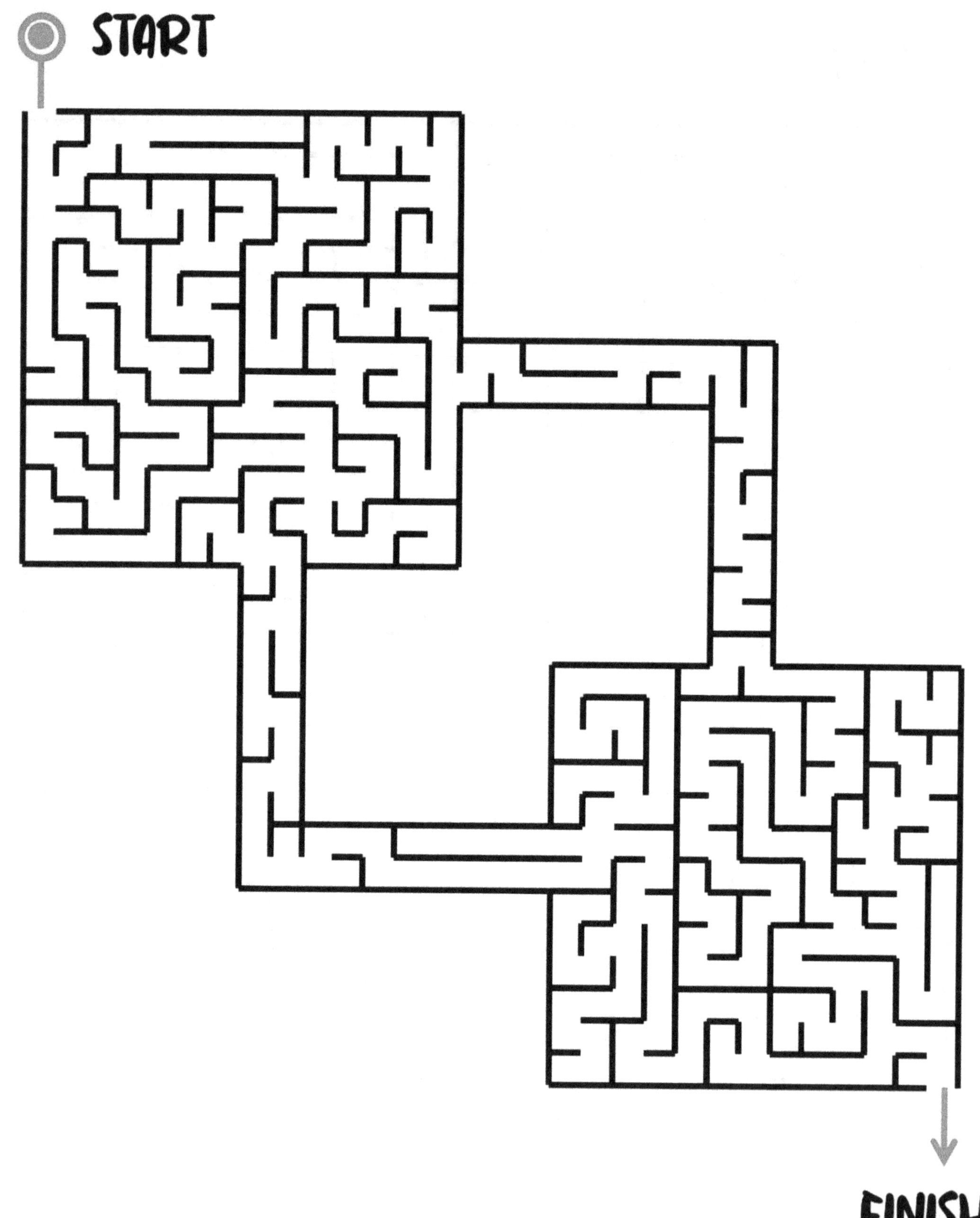

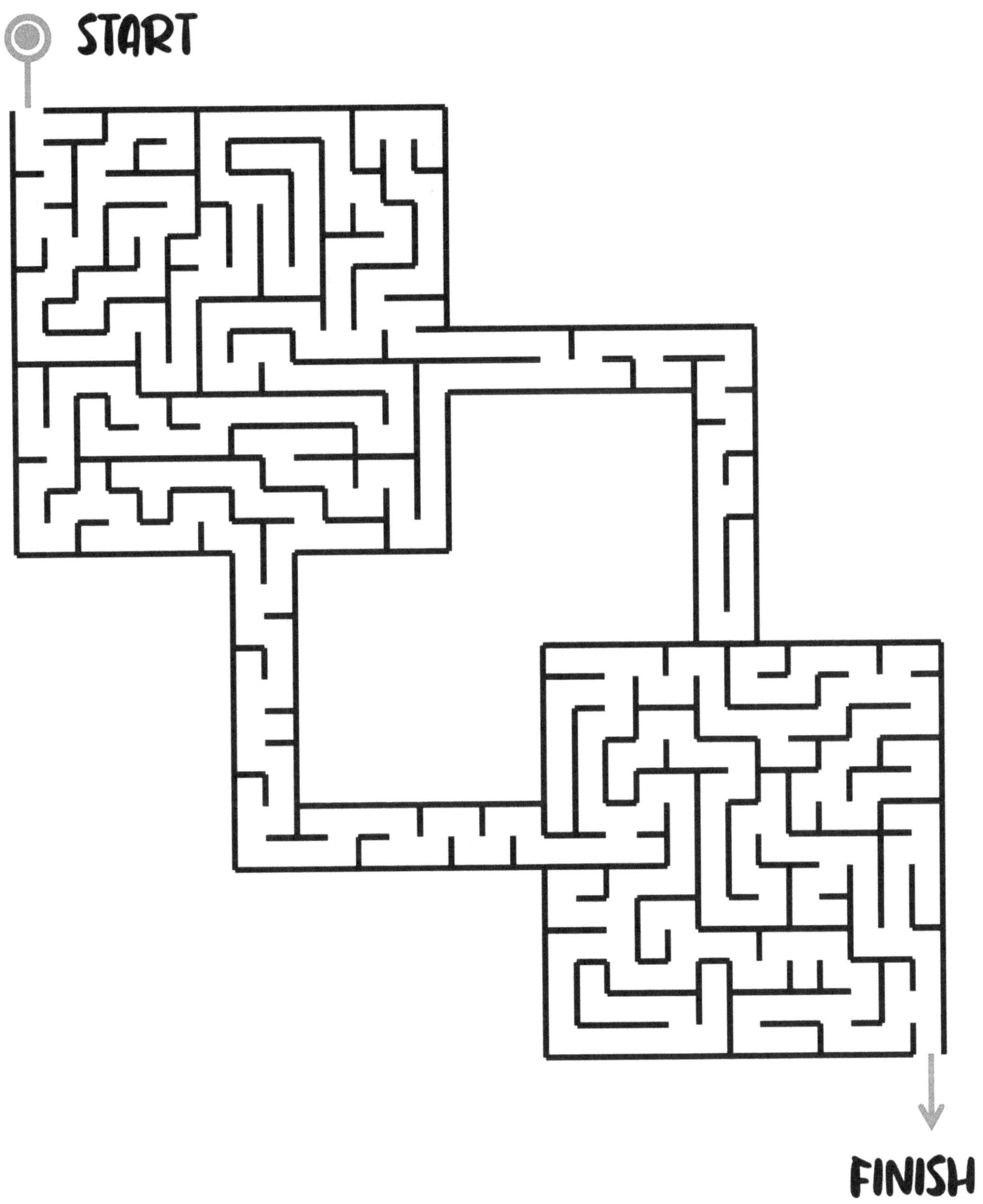
START
FINISH

MAZE #7

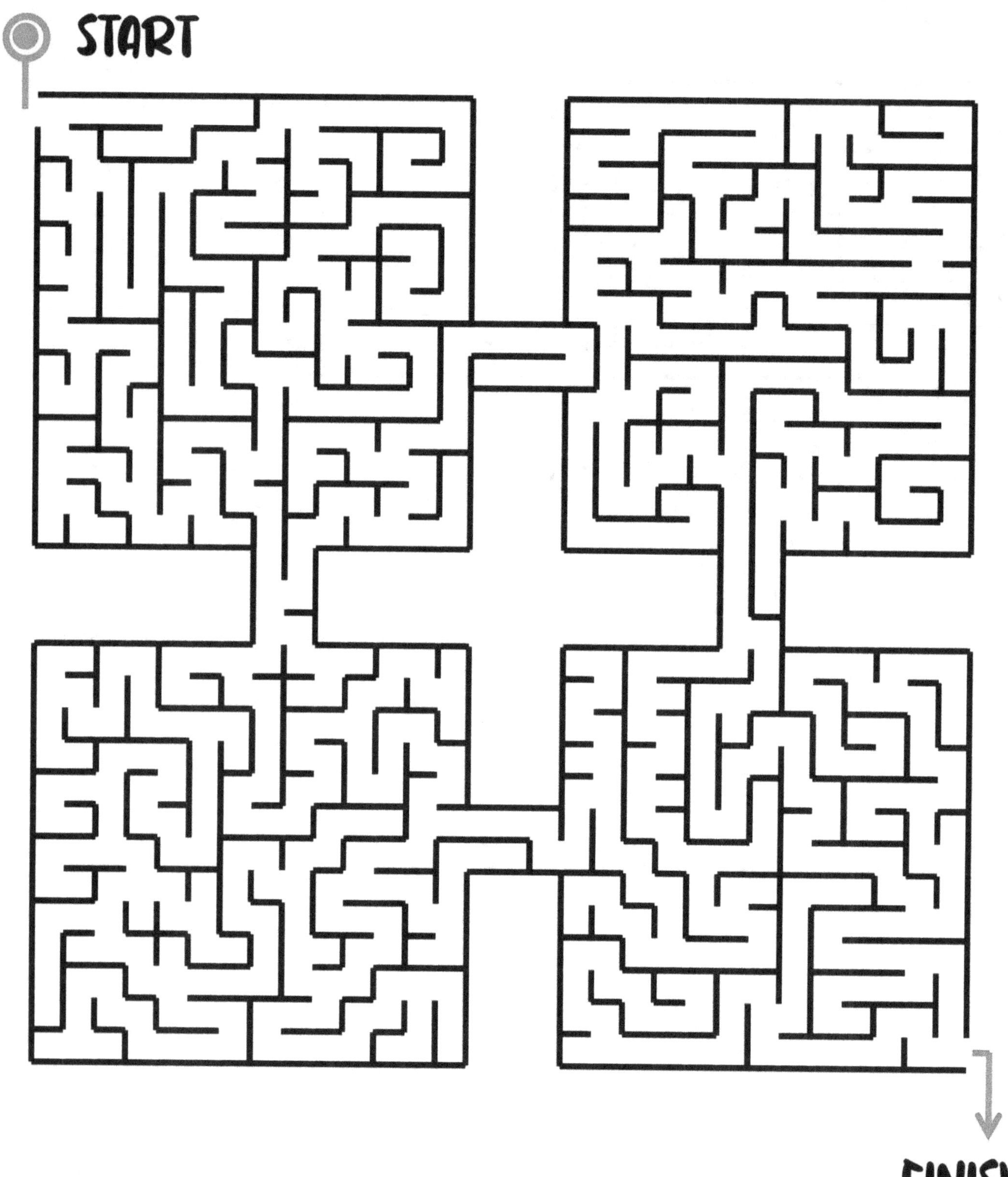

MAZE #8

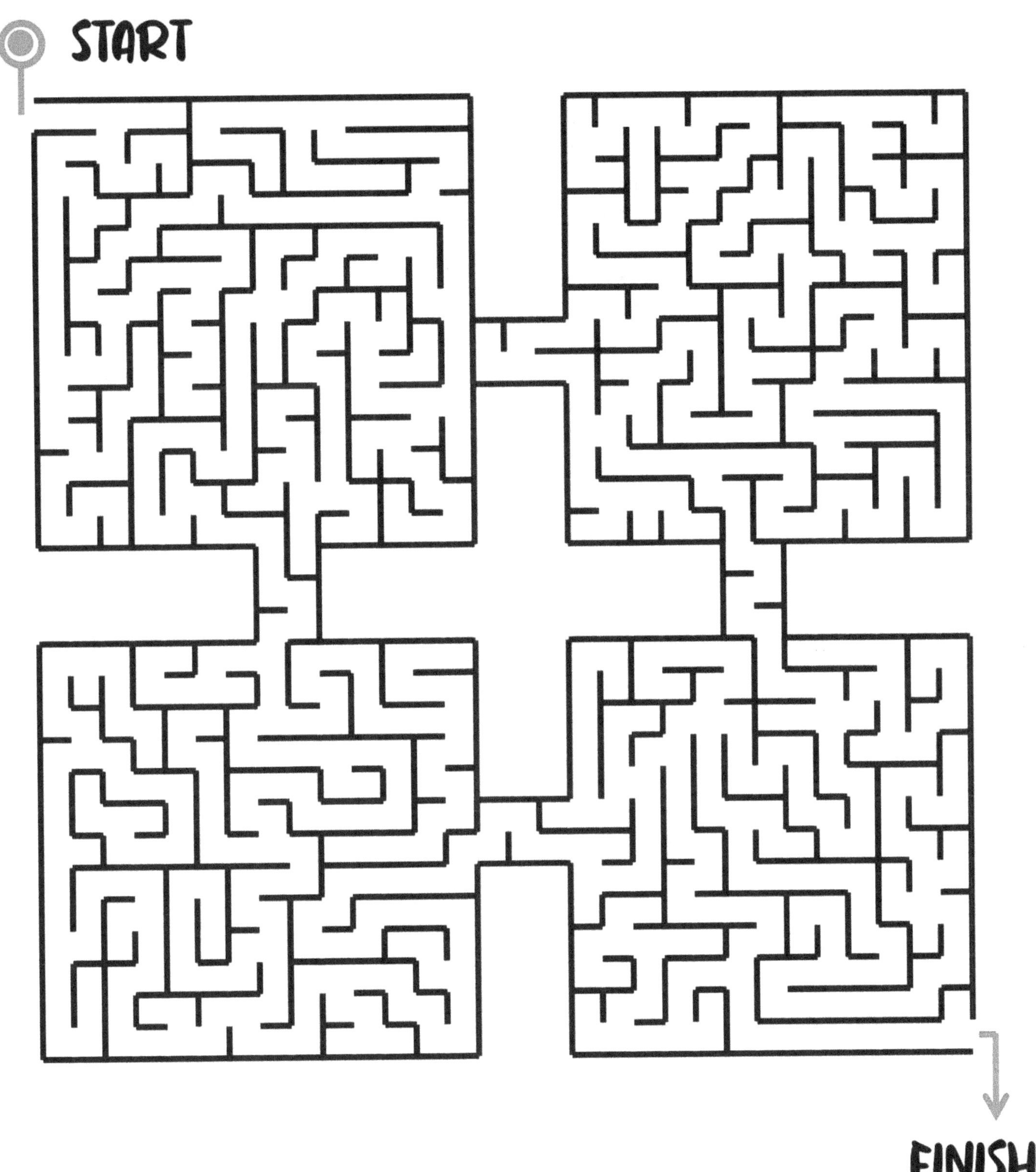

MAZE #9

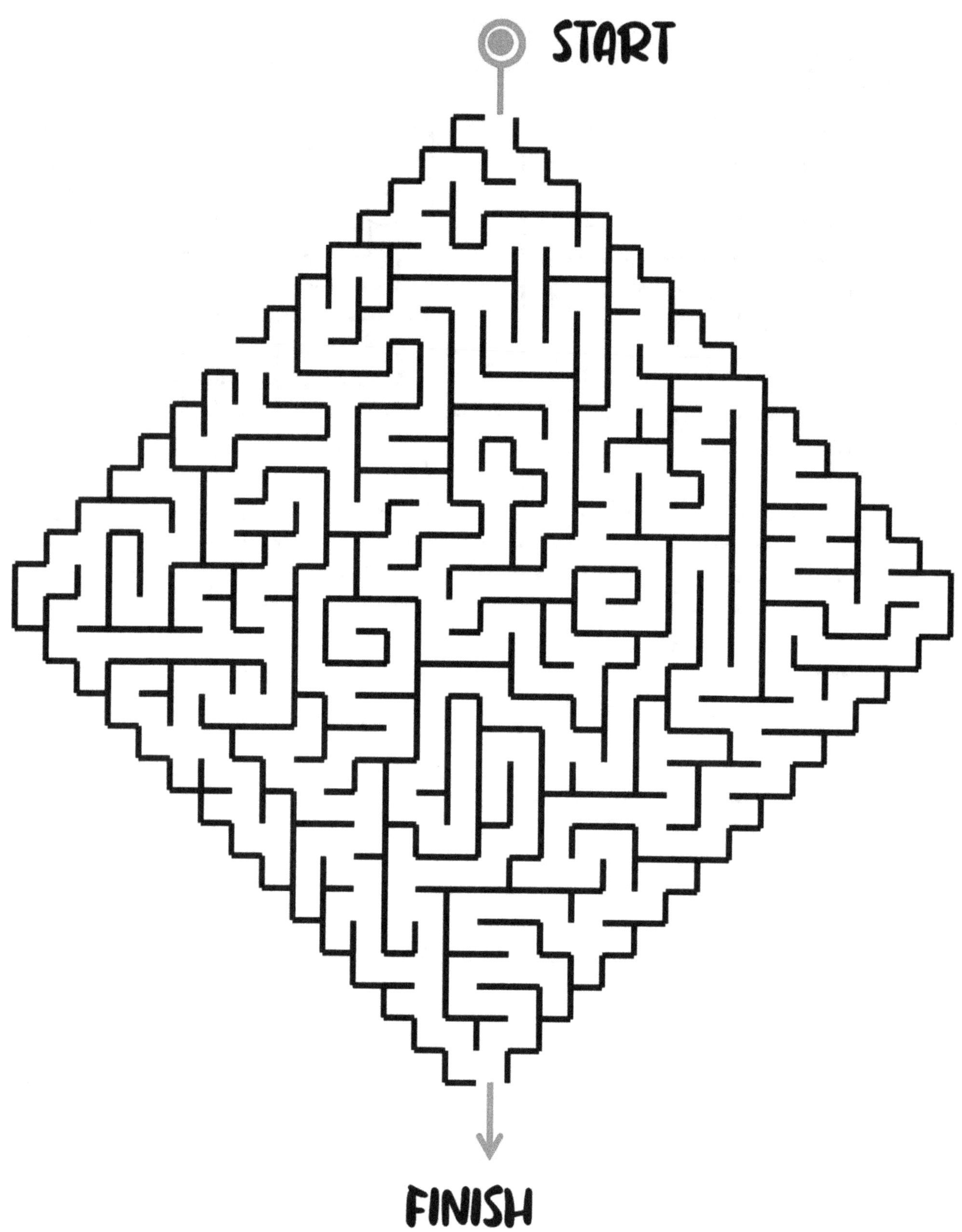

MAZE #10

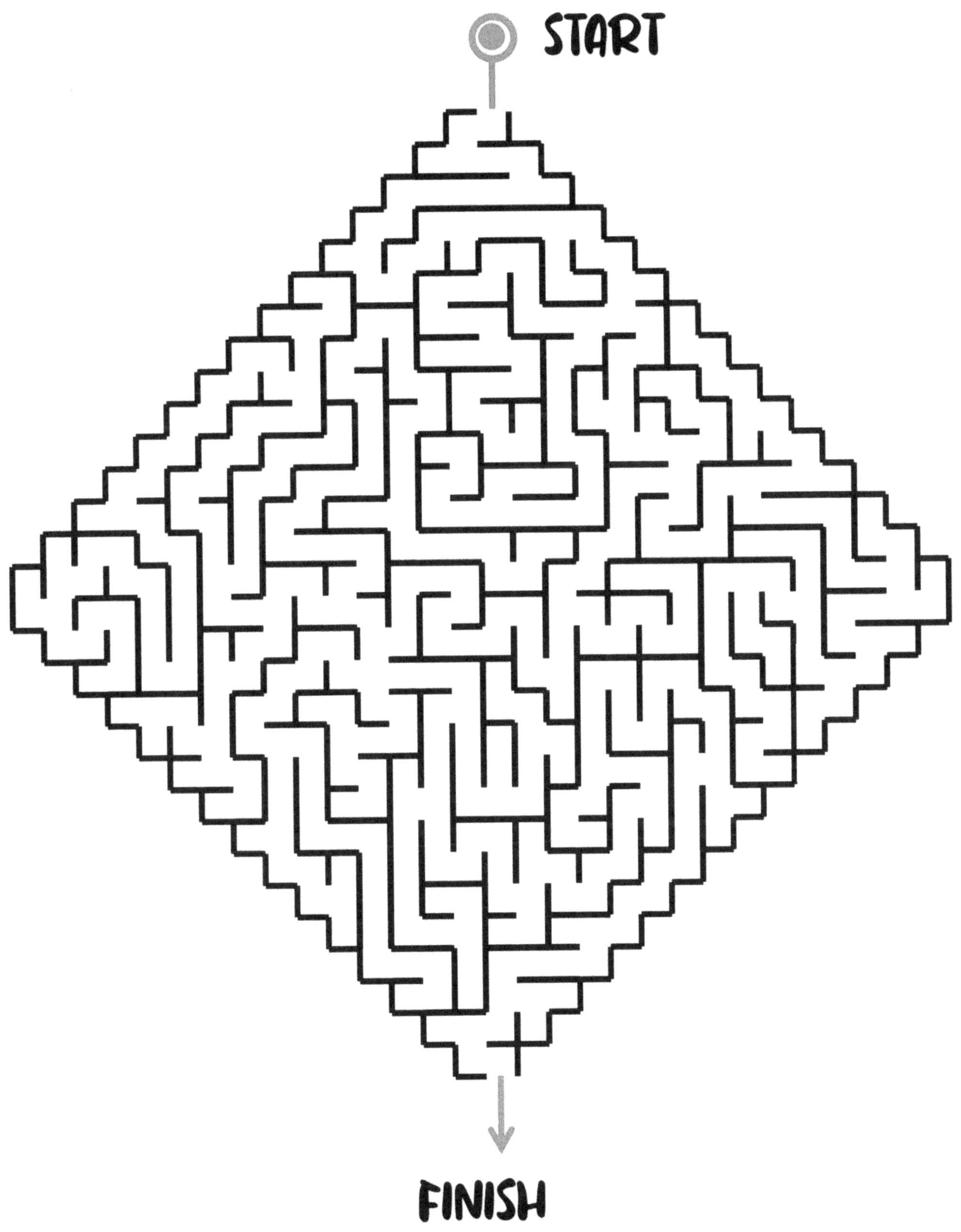

MAZE #11

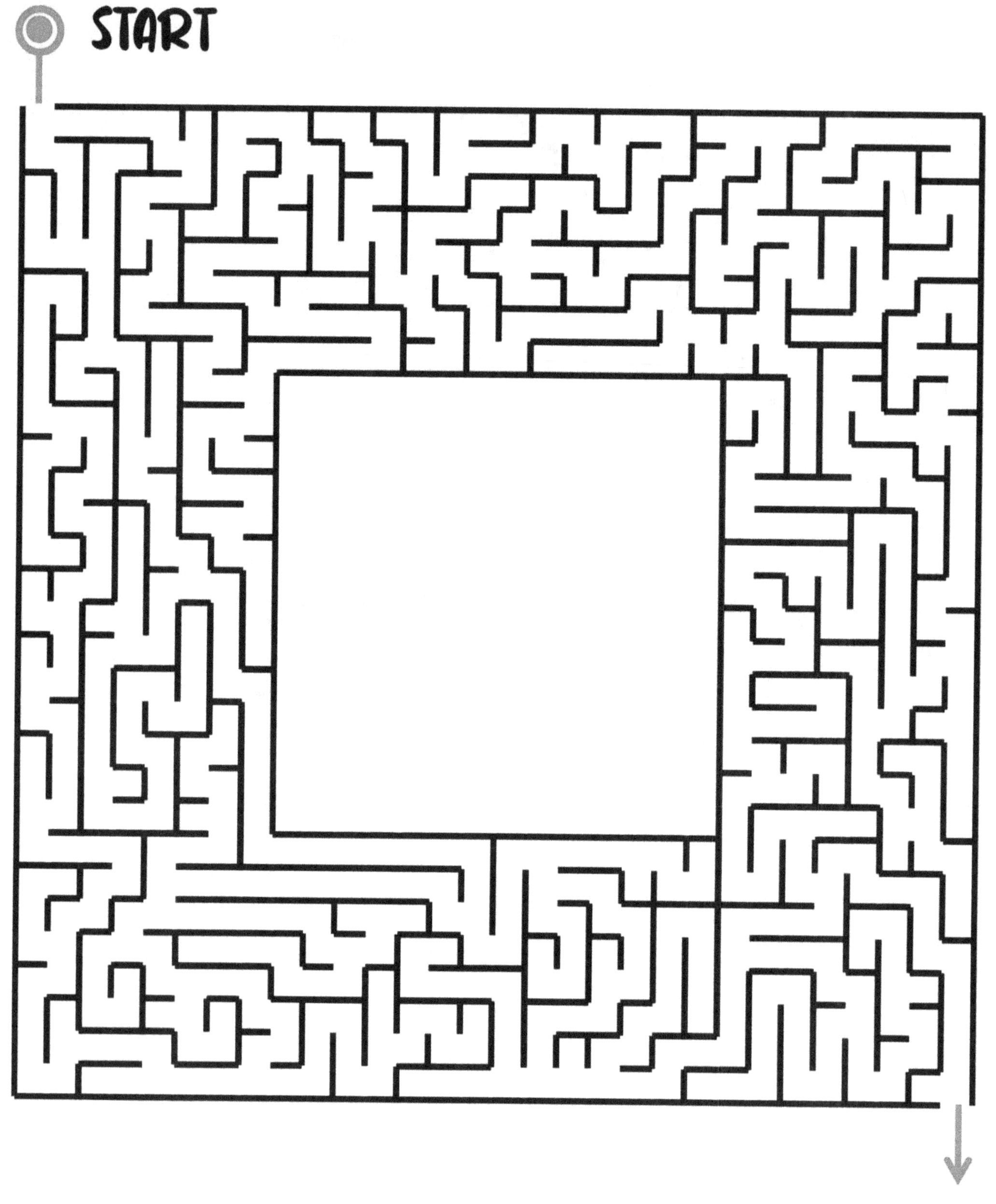

MAZE #12

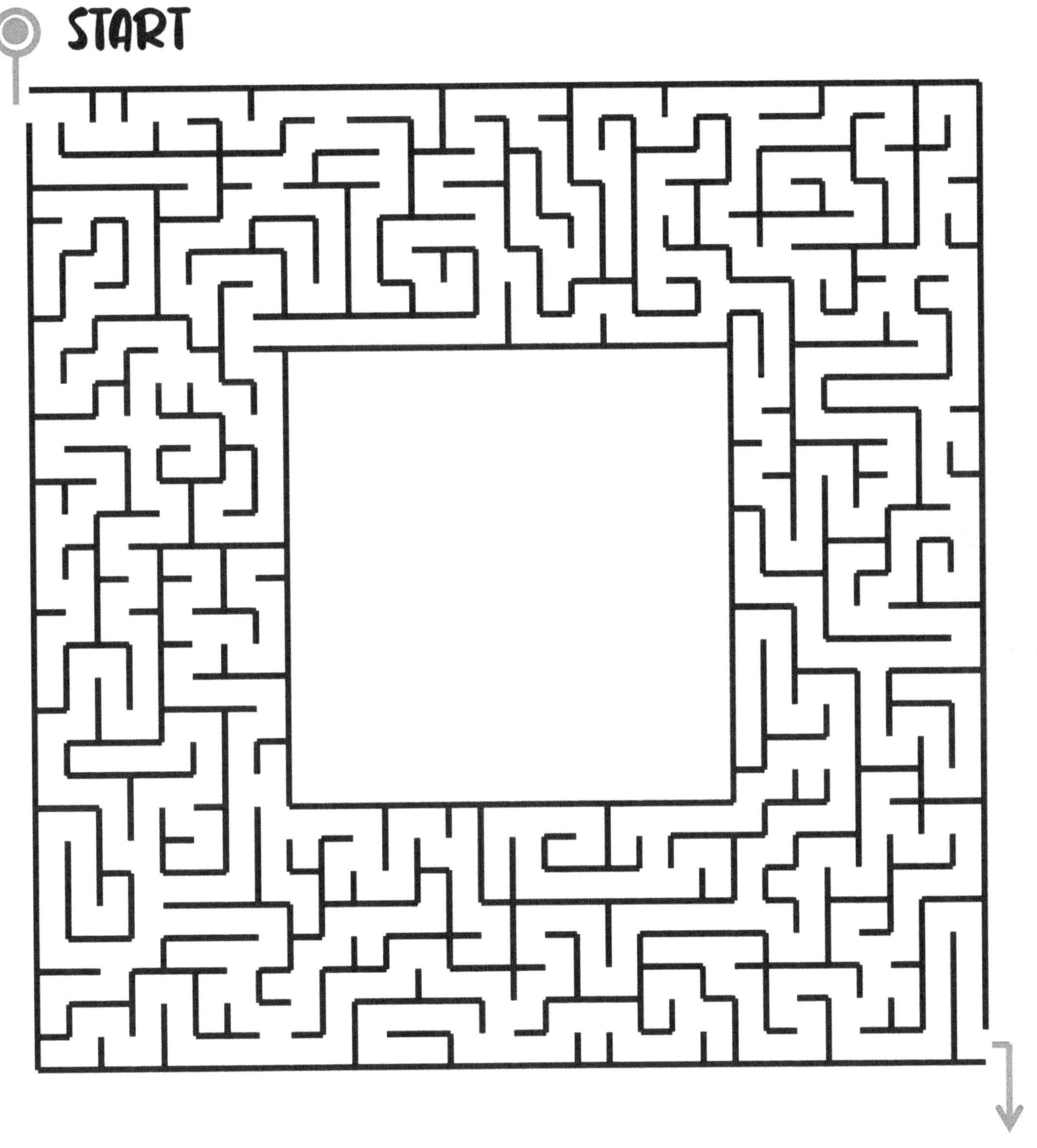

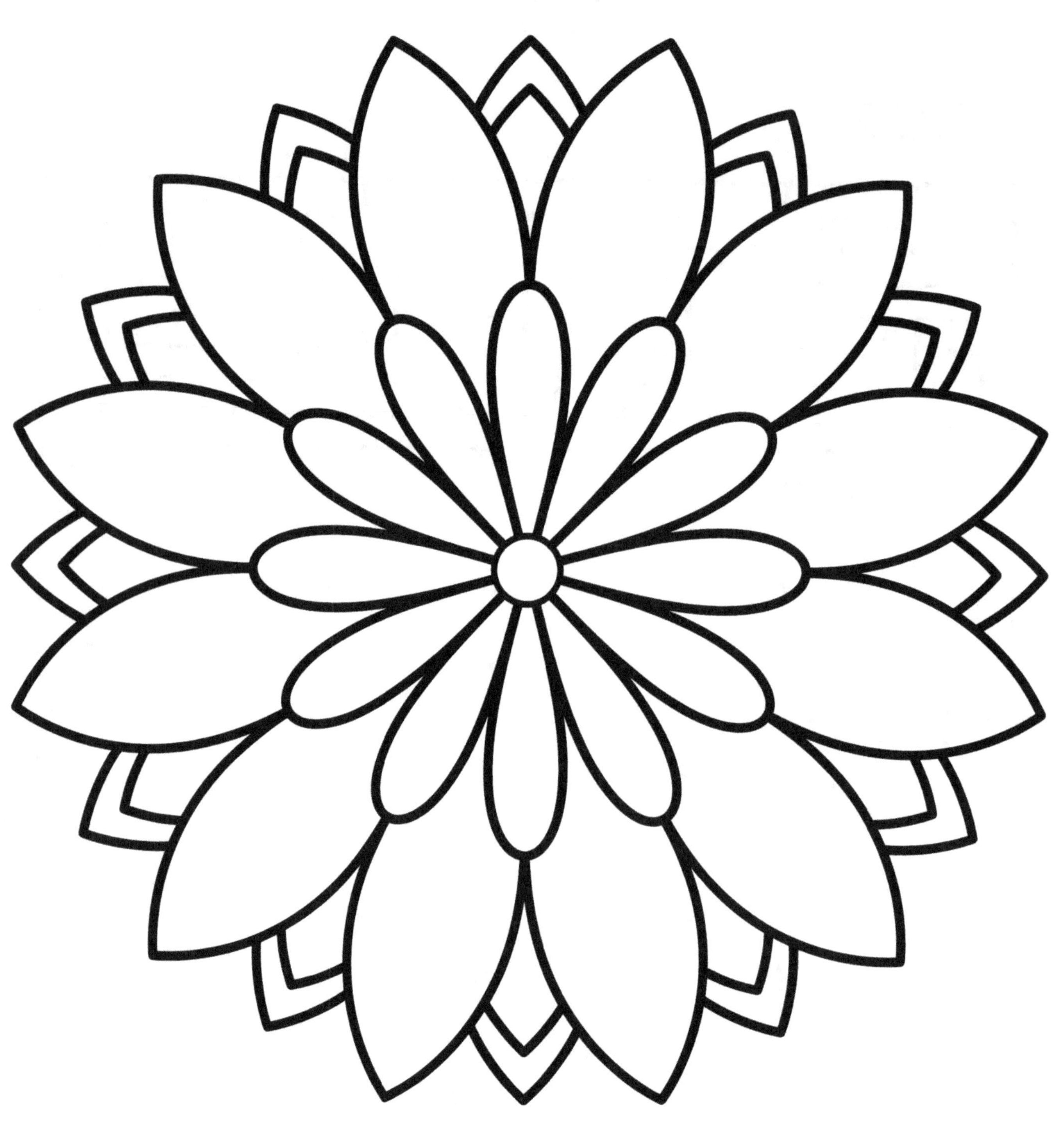

Fill the picture with your favorite colors
and bring it to life!

TIC - TAC - LOGIC Rules:

The object is to place X or O in the remaining squares so that:
 1. There are no more than two consecutive X's or O's in a row or column;
2. The number of X's is the same as the number of O's in each row and column an
3. All rows and all columns are unique.

Playing Tic-Tac-Logic regularly can contribute to improved cognitive skills, including pattern recognition, attention to detail, and problem-solving.

TIC - TAC - TOE Rules:

Two players, X and O, take turns.
Fill a 3x3 grid with Xs or Os to win.
Complete a row, column, or diagonal to claim victory.
The game ends when a player gets 3 in a row or the grid is full.

SUDOKU Rules:

1. Fill each 3x3 grid with numbers 1-9.
2. Every row and column must contain each number once.
3. No repeating numbers in each 3x3 grid.
4. Start with given numbers, and use logic to complete the puzzle.

Sudoku is an excellent brain workout that stimulates logical thinking, problem-solving, and critical reasoning skills.

TIC TAC LOGIC #1

1		0			1
	0		0	1	
1		0			0
		0		0	0
0	0		1		
	1		0		0

TIC TAC LOGIC #2

	0			0	
0		1	0		0
0		1			1
	1			1	
0		1		1	
1	1		1		0

TIC TAC LOGIC #3

0		1			1
	1			0	0
	1	0			
0			1	0	
	1	1			0
1			1		

TIC TAC LOGIC #4

	0			1	1
		1	1		0
0		0		0	
	1				1
	0		0	1	
1		0	1		0

TIC TAC LOGIC #5

1	1		1		
0		1		0	1
	1		0		
1	1		0	1	
		1			0
	0		0		

TIC TAC LOGIC #6

1				0	1
0		1		1	
	0	1			1
1	1		1		
		1		1	1
	1		0		0

TIC TAC LOGIC #7

	1				0
1		1	1		0
		1	0		
1				1	0
	1	0		1	
1		1	0		1

TIC TAC LOGIC #8

1			0		0
0		1			1
	0	1		0	
1			1	0	
	1		0		
1		1		0	0

TIC TAC LOGIC #9

	1			1	
1	1		1		
0		1		1	1
	0			0	1
1		0	0		
	0	0		0	

TIC TAC LOGIC #10

	0	1			1
1			0	1	
	0	0		0	
0	1		0		0
0			1		
	1			0	0

TIC TAC LOGIC #11

0			0		1
	0			0	
1		0		0	0
			0		
0	0			0	
	0	0		1	0

TIC TAC LOGIC #12

	0		0		0
	1	1		0	
1		0			0
1			1	1	
	1	0			
0		0		0	1

TIC TAC TOE

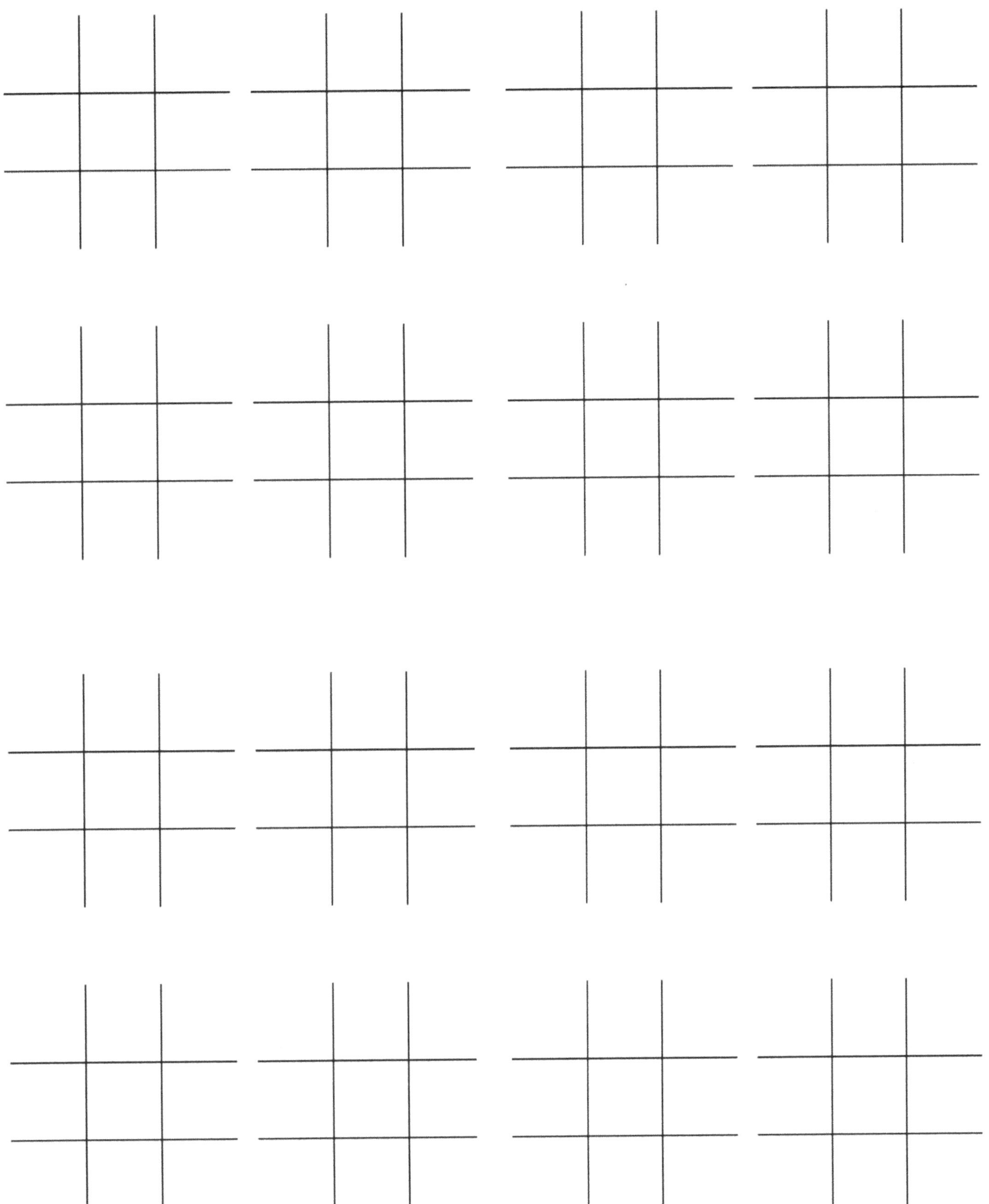

TIC TAC TOE

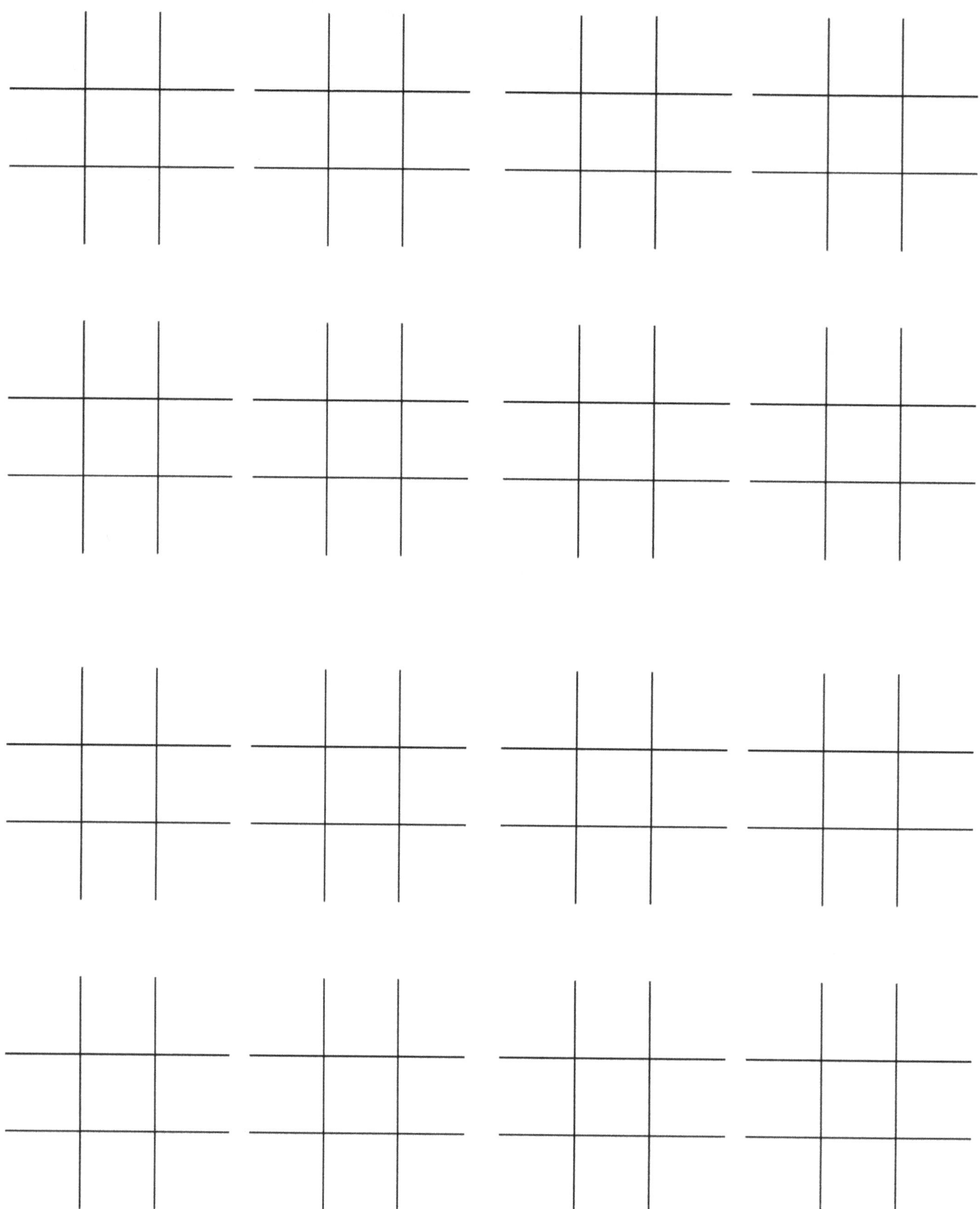

SMALL SUDOKU #1

3		1	
	4		3
	1		2
2		4	

SMALL SUDOKU #2

	1		2
3	2		
		1	4
1		2	

SMALL SUDOKU #3

2		3	
3			1
	2		3
	3	4	

SMALL SUDOKU #4

2		4	
	4	1	
1			4
	3		1

SMALL SUDOKU #5

2			1
3		4	
	3	2	
	2		3

SMALL SUDOKU #6

4	1		
	2	4	
		1	4
1			2

SMALL SUDOKU #7

SMALL SUDOKU #8

SMALL SUDOKU #9

SMALL SUDOKU #10

SMALL SUDOKU #11

SMALL SUDOKU #12

	9		1	7	5		4	
2	1	5		4	6			9
7			9	2		5		1
8	6	1	5	3		9	2	
9		3		6			1	8
	2	7	8	9		6	5	3
	9			5		2		6
	7		2	8	9		3	
3		2	6			8	9	

	8	2			9	4	1	
3	5	4				7	8	9
			8	4	3			6
	3	6	7		4	5	9	1
	1		3		2	6		4
		9	1	5		3		8
		1	4		5	8	6	2
	6		9			1	4	7
	2		6	1			3	5

	9		5	7		1	4	2
			8	3		5		6
			4			8		3
1		5	2	4		9	8	
	8		6	1		3	2	4
	3			9	8			5
9	5	7	3	8		4	6	1
6	1		9	5		2	3	
3	2	8				7	5	9

2	4	7	8	6	5			1
6		8			3	5		7
				7	9	2		
	5				7			4
4	3	9			1		2	8
7	8		2			1		5
5			9	4	6			3
	6	3	7	1		4		
9	7	4	5	3	8	6	1	2

TONGUE TWISTERS

Speech Rehabilitation:

Engaging with tongue-twisting stories provides a playful and interactive way to practice and improve speech. The challenging phonetics and rhythmic patterns in these stories can help stimulate the muscles involved in speech production, contributing to speech rehabilitation.

Cognitive Stimulation:

Tongue-twisting stories require heightened cognitive effort to process and articulate words correctly. Reading such stories can help you exercise your cognitive functions, including memory, attention, and language skills.

Increased Confidence:

Successfully navigating the twists and turns of tongue-twisting stories can boost confidence in communication abilities.

Enhanced Articulation and Pronunciation:

Tongue twisters often involve repetitive sounds and challenging combinations of syllables, requiring precise articulation and pronunciation. Regular exposure to such linguistic challenges can contribute to improved clarity and precision in speech.

Tongue-Twisting Stories:

The Peculiar Pickle Predicament:
Percy the playful pelican purchased a peculiarly piquant pickle from a peculiar pickle peddler. Plagued by the potent peppery punch, Percy performed perplexing pirouettes, prompting the townsfolk to participate in a peculiar pickle parade. The perplexity persisted, producing plenty of laughter and a passion for pickles!

The Whimsical Wobble of Wally the Walnut:
Wally, the whimsical walnut, wobbled wildly while wandering through a wondrous woodland. Witnessing this wacky wobbling, woodland creatures wondered why Wally was so wonderfully wobbly. With the wisdom of a wise old owl, they discovered that Wally's wobble was a whimsical way of welcoming the wonders of the world.

The Zany Zebra Zoo:

In the zany zebra zoo, Ziggy the zebra zealously zigzagged through zones, zipping past zeppelins, and zeroing in on zucchinis. Zealous zookeepers zoomed after Ziggy, zigzagging through the zoo with zest, zipping past the zipline, and zigzagging until they caught the zany, zippy zebra.

The Silly Saga of Susie's Sassy Socks:

Susie, a spirited senior, sported sassy striped socks. Some said Susie's socks sparked a silly sensation in the sleepy seaside town. Spectators saw Susie sashay, shimmy, and skip, showcasing her sensational socks. Soon, the entire town was swept up in a sock-swaying spree, celebrating Susie's stylish and supremely silly sock saga.

Mia's Marvelous Moonlit Marathon:

Mia, the merriest monkey in Misty Meadows, embarked on a magical moonlit marathon. Maneuvering through mysterious mazes and meadows, Mia merrily munched on mangoes and marshmallows. Marveling at the moon, Mia managed magnificent mid-air moves, making the moonlit night a memorable masterpiece in Misty Meadows.

Riley's Radiant Rainbow Cake:

Riley, the resourceful rabbit, decided to bake a radiant rainbow cake for the rambunctious residents of Riverside. Rummaging through his recipe book, he realized the key to the cake's remarkable radiance was a kaleidoscope of colorful ingredients. Racing against time, Riley whisked, mixed, and baked, creating a truly remarkable and ridiculously delicious rainbow cake for the residents of Riverside.

Katie's Curious Kite Quest:

Katie, the keen kite enthusiast, embarked on a curious quest to conquer the kingdom of kinetic kites. With her trusty kite kit in tow, she skillfully crafted kites of all kinds — kaleidoscopic kites, kinetic kites, and even kites with quirky quirks. With a klatch of kids from the neighborhood, Katie kicked off a kite-flying carnival, creating a kaleidoscope of colors in the sky and kicking off a tradition of kiting fun.

Dizzy Daisy's Daring Dance:

Dizzy Daisy, the dexterous dachshund, decided to dazzle the denizens of Daisyville with a daring dance. Donned in a delightful tutu, she darted, dipped, and twirled with determination. Dazzled by Daisy's dynamic dance, the delighted dogs and ducks declared her the duchess of the dance floor, deserving due distinction for her dizzying and delightful display.

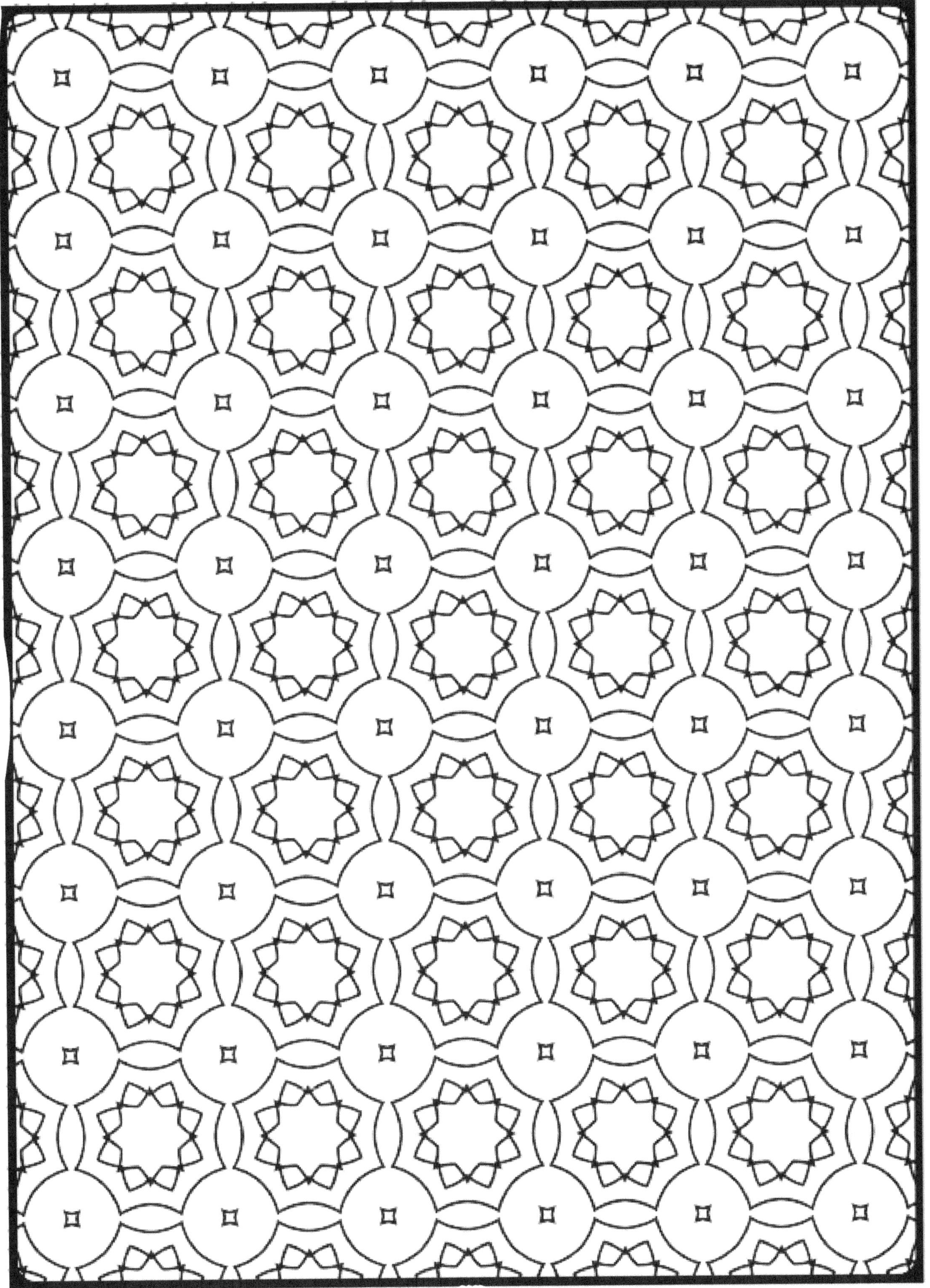

GRATITUDE JOURNAL

I want you to think about good things in your life. Writing down positive experiences and thankful thoughts can contribute to a greater sense of happiness and contentment.

Write down things that make you happy, and it can make you see life in a more positive way.
Putting down happy moments and saying thanks for them can make you feel even happier and more satisfied.

It gives you a chance to think and calm down, making the stress and worry go away.

When you write down good things you did or things that made you happy, it can make you feel proud and remind you that you're good at many things.
Documenting personal achievements and positive experiences in a gratitude journal can boost your self-esteem and remind you of your abilities and the positive contributions you make to your own life.

36 Days GRATITUDE Journal:
Day 1-8

Today, I am grateful for...

....

Today, I am grateful for...

....

Today, I am grateful for...

....

Today, I am grateful for...

....

Today, I am grateful for...

....

Today, I am grateful for...

....

Today, I am grateful for...

....

Today, I am grateful for...

....

36 Days GRATITUDE Journal:
Day 9-15

Today, I am grateful for...

....

Today, I am grateful for...

....

Today, I am grateful for...

....

Today, I am grateful for...

....

Today, I am grateful for...

....

Today, I am grateful for...

....

Today, I am grateful for...

36 Days GRATITUDE Journal: Day 16-22

Today, I am grateful for...

....

Today, I am grateful for...

....

Today, I am grateful for...

....

Today, I am grateful for...

....

Today, I am grateful for...

....

Today, I am grateful for...

....

Today, I am grateful for...

36 Days GRATITUDE Journal: Day 23-29

Today, I am grateful for..

....

Today, I am grateful for..

....

Today, I am grateful for..

....

Today, I am grateful for..

....

Today, I am grateful for..

....

Today, I am grateful for..

....

Today, I am grateful for..

....

Today, I am grateful for..

....

36 Days GRATITUDE Journal:
Day 30-36

Today, I am grateful for...

....

Today, I am grateful for...

....

Today, I am grateful for...

....

Today, I am grateful for...

....

Today, I am grateful for...

....

Today, I am grateful for...

....

Today, I am grateful for...

....

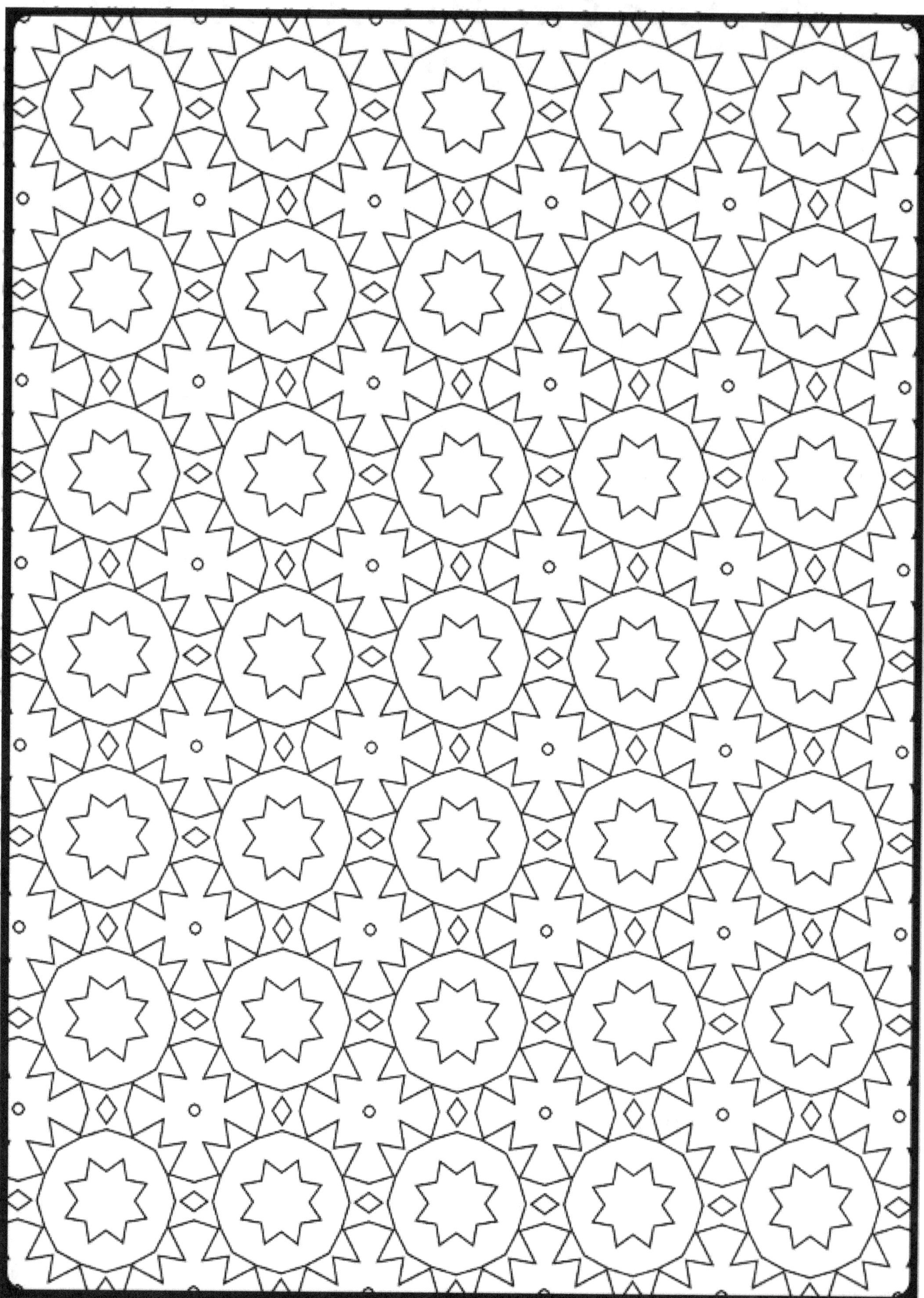

Template Usage Guide: Connecting Through Letters

Dear Senior,
Embarking on the journey of writing letters can be a heartwarming and nostalgic experience.
We've curated three friendly letter templates to help guide your words and make the process more structured.

1. **Catching Up with a Friend:** Share recent activities, inquire about your friend's life, and express a desire to reconnect.
2. **Sharing Good News:** Celebrate life's triumphs by sharing exciting news and including your friend in your moments of joy.
3. **Thinking of You:** Reminisce about shared memories, express gratitude for friendship, and convey that your friends are often in your thoughts.

Template 1: Catching Up with a Friend

Dear [Friend's Name],
I hope this letter finds you well.
It's been far too long since we last caught up!
I've been up to [brief mention of recent activities or events], and I couldn't help but think of you.
I'd love to hear how things have been on your end.
What's new and exciting in your life?
Let's plan a time to catch up, whether it's over the phone or, if possible, in person.
Looking forward to hearing from you soon!
Warm regards,
[Your Name]

Template 2: Sharing Good News

Dear [Friend's Name],
I hope this letter brings a smile to your face.
I'm thrilled to share some exciting news – [briefly describe the good news or achievement].
I couldn't wait to tell you all about it!
value your friendship and wanted to include you in this special moment. Your support has always meant a lot to me. Let's celebrate together when we have the chance!
Wishing you all the best,
[Your Name]

Template 3: Thinking of You

Dear [Friend's Name],

I trust this letter finds you in good health and high spirits.

As I was going about my day, I couldn't help but reminisce about the wonderful times we've shared.

Your friendship has been a source of joy and comfort to me, and I wanted to take a moment to express my gratitude.

Life gets busy, but please know that you are often in my thoughts.

Looking forward to our next chat or get-together.

Warmest wishes,

[Your Name]

Attention: Letter Paper Sheets Below!

Below you'll find letter paper sheets waiting to be transformed into heartfelt messages.

Feel free to use these sheets with the friendly letter templates provided. Let your thoughts flow, and watch as your words become a bridge connecting you to friends near and far.

Happy writing!

SOLUTIONS

SOLUTIONS

SOLUTIONS

SOLUTIONS

SOLUTIONS

SOLUTIONS

SOLUTIONS

SOLUTIONS

SOLUTIONS

SOLUTIONS

SOLUTIONS

SOLUTIONS

SOLUTIONS

SOLUTIONS

SOLUTIONS

SOLUTIONS

SOLUTIONS

SOLUTIONS

SOLUTIONS

SOLUTIONS

SOLUTIONS

SOLUTIONS

SOLUTIONS

SOLUTIONS

SOLUTIONS

SOLUTIONS

SOLUTIONS

SOLUTIONS

SOLUTIONS

SOLUTIONS

SOLUTIONS

SOLUTIONS

```
C H N T Y E X C E L L E N T M T N N O C G
I C H F G B M S Y N T O R T O I S E Q R X
U E G O S C R P S H E E P P N D B T Y I T
T I I T T H N O R T H O S X W F U K H S B
I C X D L H R W P Y R A T T L E S N A K E
I Y V T L X M H V P O L A R M W Q P C A W
B V S S T A R V I N G W W Q S J O A U G F
Z G H I E B Z C D L L U C K K S V Q Q I P
O S A I N Z C M K L F E E L E N M L X D D
A W H R W S I L E N T V S E J L T O B D C
Y H U J K W M R A N Y B O D Y D V U S I B
Q Q W N T V L R G A N O N E I W B A R H W
N J C H Q W V W K E X C I T E D H B K W L
D Y E G U G H H P L A N N E D T K G N C C
A J E D O F F E R E D L L A P I X O V Q V
```



```
Y R G U H Y F E Y A R O O M N K O N M J A V C B E
X V P P V E X G F R Y W D E N W X I J B H K Q Y G
I L T D G A B F U E D E G R E E S L W F B M K O P
X U R E S P O N S I B L E P R E S U X Q K W H Q V
K X R T A T F Y T D V M A R R Y U T T U I H P J Z
Y R W X Y X Y Z L N S C O R P I O N E K G A D V Q
J V D A G M A P I T I M E B O D T J S U F J O X L
E L V D H S A R E M E M B E R E D Z H Y P C U J N
L S L H J J R N O N G R O C E R Y K W K E E L D T
I Z D K C B Z G D J F X P E T I W H J H Q P I U F L
Y O I T K C O F H Q N J P R I Z E Y K G V W J U F
Z D M Z M H M O R G A N I Z A T I O N S R B F K S
Y G X R V C F P P D A N G E R O U S R R B X Y Z Q V
I H E N O K F D Q Q W G P L A I N J K U T N T R L
L N J X X U S G Q U Q T B E L O W S E P D E X C X
```

```
G J F Y K B I S N D T E A C H H Z D S B T S V
N F O T B D U X G R E A T I E Y R H K S W S S
H J S D V Q D Y N T M A R T I A N S K D D R M
C S N F W Q Z O P R O F E S S I O N A L Y H X
L X W V P U B T F B S T A N D C N F N I P Y F
W P C Z E X O I V C B N I C E S T S S M I L A
T Q B F T A Y Q P W H E T H E R C E D Q K E C
O P U Y R J N F X E Y E X P R E S S U G T I F
G R W Z F G I R L F R I E N D P U R T A R T Z
V D K B A Y M D Q A R T I C L E S C M O V J R
F B B G A M E Y S U P R O V I N C E S J R E G
I D L W I V P U A C G A R D E N D S B U F T N
X G P P X Z M X C O A T B E N F D Z D G H Y I
K Z U H I M P O R T A N T E L D P Y D K D G H
R K W Z F M N M K P L A N T S S K W U N P Q F
```



```
R W F V P E R C E N T N K X Y N P L T Q N
E P I E F P P K G L W H E N Z J M X I N C
R P G H P E L E C T R I C D O K X L Y I O
J R B E B M A S A U M I N I B I K E V E I
H M X C K Y I V E R Y F M U S W A O R L K
H Z A B E D V K M L A S T K F E V B I L D
C E J H U R G P J L G R O W I N G E K I U
R U J S J L M K N O I S Y T S W Z R D W Q
M Y S U T K G V G O D S C F K M H Q U I W
A V D L P G D N F J O B S M E A P U Q Z Y
V V C H Z G V W R O T E D Q F L W E P B B
F Q X T V Y U J J Q N E E D S L A J X D T I
G A J E R A U B V A N K I F D K I Y P G R
G K I N T E R E S T I N G J F B X B J A O
Q X C U M I H D G T O A D S E K L C H W H
```

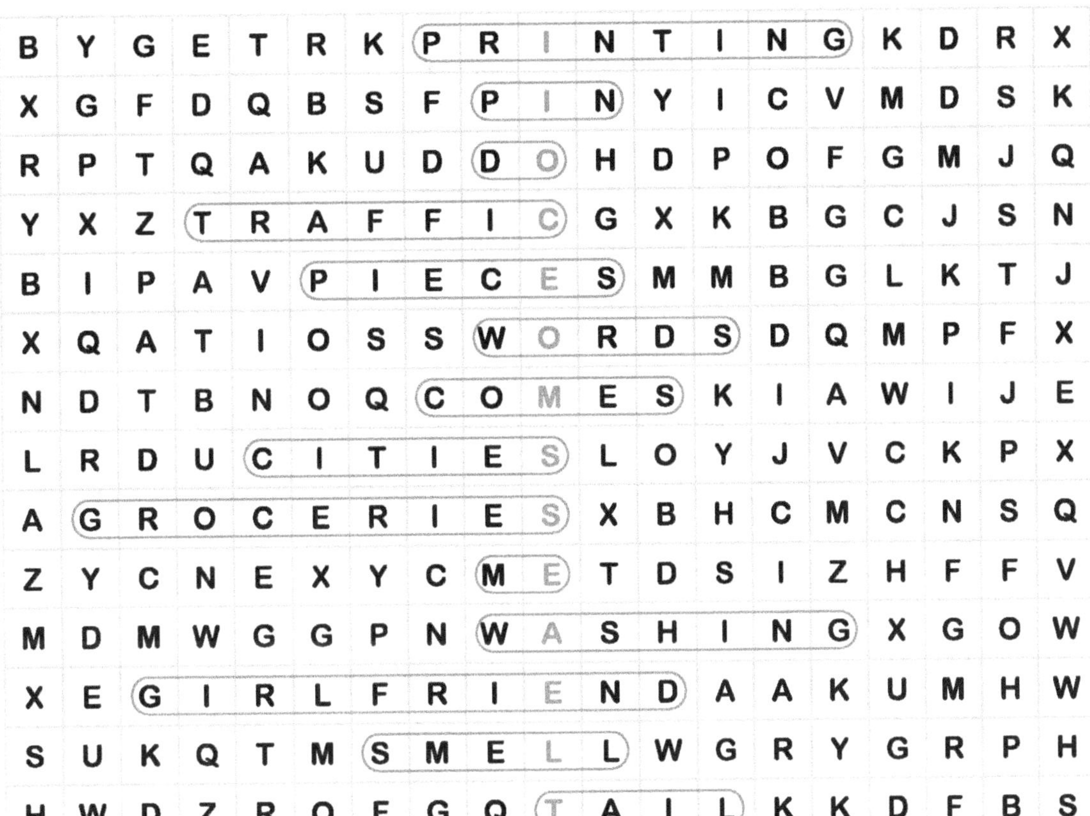

#5

PUZZLE #1
FLOWER

TPSSRNEEIT	=	PERSISTENT
EMAFEL	=	FEMALE
GOLINGS	=	GOSLING
CRONW	=	CROWN
TASER	=	ASTER
GNIW	=	WING
ISOLDESC	=	DISCLOSE
YLELA	=	ALLEY
TEHRAN	=	ANTHER
LFEAK	=	FLAKE
ULANAPAEMTC	=	CAMPANULATE
ISQUETEIX	=	EXQUISITE

PUZZLE #2
COUNTRY

ECRNIP	=	PRINCE
LSEIAR	=	ISRAEL
WOND	=	DOWN
OBRO	=	BOOR
ALURR	=	RURAL
UTISEOD	=	OUTSIDE
ORNOLAMD	=	MOORLAND
IYBAL	=	LIBYA
PDALNU	=	UPLAND
IELLGAV	=	VILLAGE
POTLINTANA	=	PLANTATION
SATE	=	SEAT

PUZZLE #3
HAPPY

GLREUG	=	GURGLE
IPGNEERSSD	=	DEPRESSING
LILUYFSSBL	=	BLISSFULLY
WDON	=	DOWN
KIYLDN	=	KINDLY
AVTAESLI	=	SALIVATE
LCOUD	=	CLOUD
MENTTIEANLS	=	SENTIMENTAL
LWMOEEC	=	WELCOME
GYIONCL	=	CLOYING
IHEINRBHGD	=	HIGHBINDER
YOLFJU	=	JOYFUL

PUZZLE #4
LOVE

OWGL	=	GLOW
IRFAFA	=	AFFAIR
HDLO	=	HOLD
THARDE	=	DEARTH
ZLEIIDO	=	IDOLIZE
AENORM	=	ENAMOR
NCANCSYNOIT	=	INCONSTANCY
KINHT	=	THINK
OCKACEP	=	PEACOCK
ILDRGAN	=	DARLING
RTNAOMIAA	=	INAMORATA
HEHTAR	=	HEARTH

Crossword Puzzle#15

<u>Across</u>

1. PACIFY
4. NIMBLE
7. CONSENT
9. MASCULINE
10. BENIGN

<u>Down</u>

2. ADJUNCT
3. IMPEDIMENT
5. LENIENT
6. DESPAIR
8. OBLIGING

Crossword Puzzle#16

<u>Across</u>

4. NONCHALANT
6. IMPIOUS
8. DESTRUCTIVE
9. PERSUADE
10. CONSEQUENCE

<u>Down</u>

1. BIND
2. LIABLE
3. MERIT
5. ADMONISH
7. OBSCURE

Crossword Puzzle#17

<u>Across</u>

1. ADVERSITY
5. MIRACULOUS
7. PERTURBED
8. BLEAK
9. LIBERAL
10. NOVICE

<u>Down</u>

2. DOCILE
3. OBSTINATE
4. CONSOLIDATE
6. IMPUTE

Crossword Puzzle#19

<u>Across</u>

1. QUACK
6. INCOMPETENT
9. PROGRESS
10. NULLIFY

<u>Down</u>

2. CONTEMPT
3. BOISTEROUS
4. OBVIOUS
5. LUCID
7. BRITTLE
9. ABASH

MAZE #1

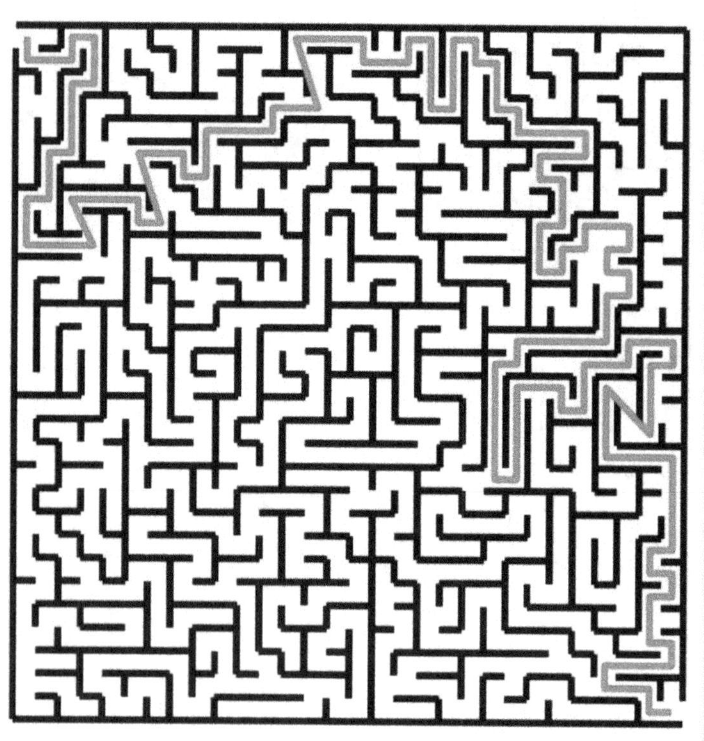

MAZE #2

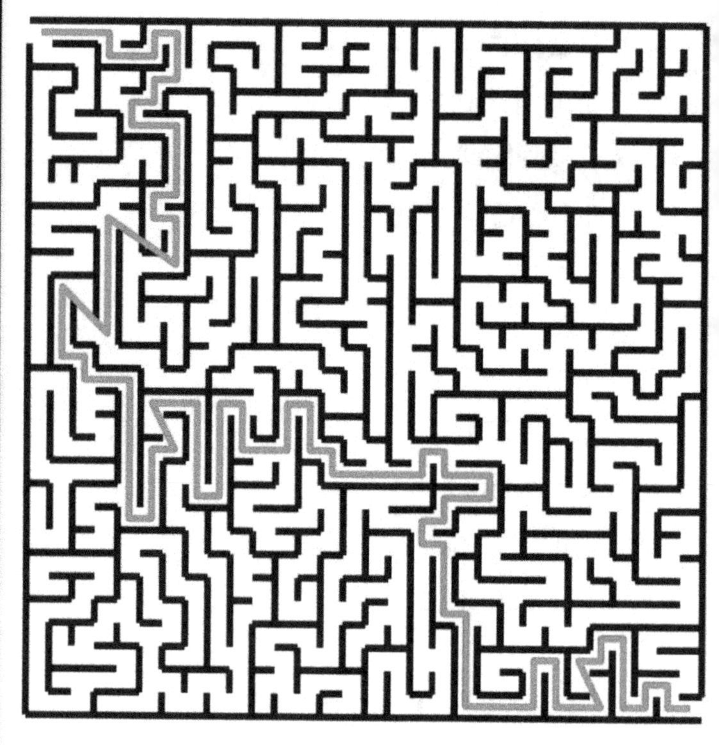

MAZE #3

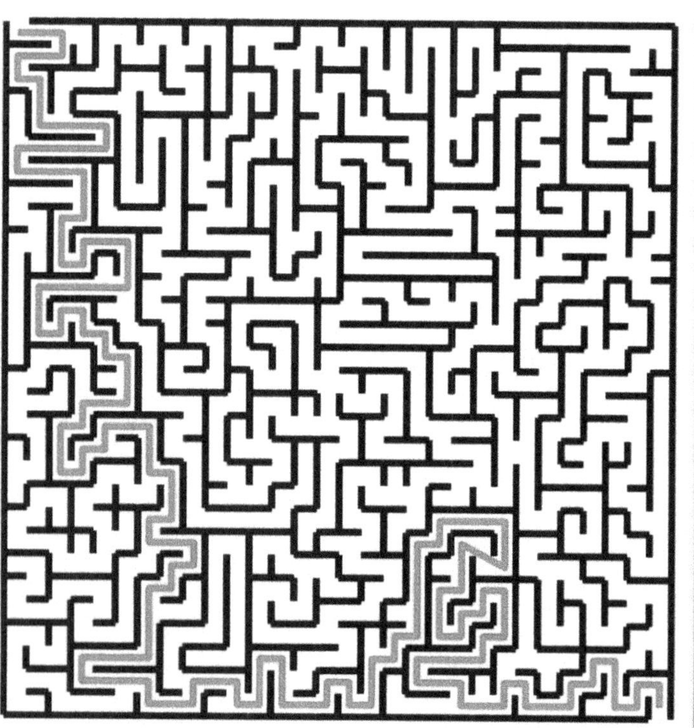

MAZE #4

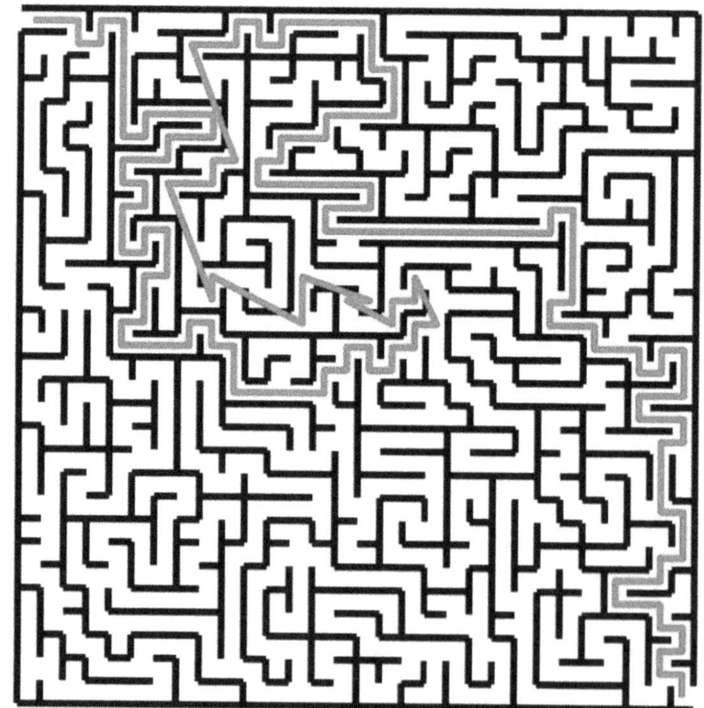

MAZE #5

MAZE #6

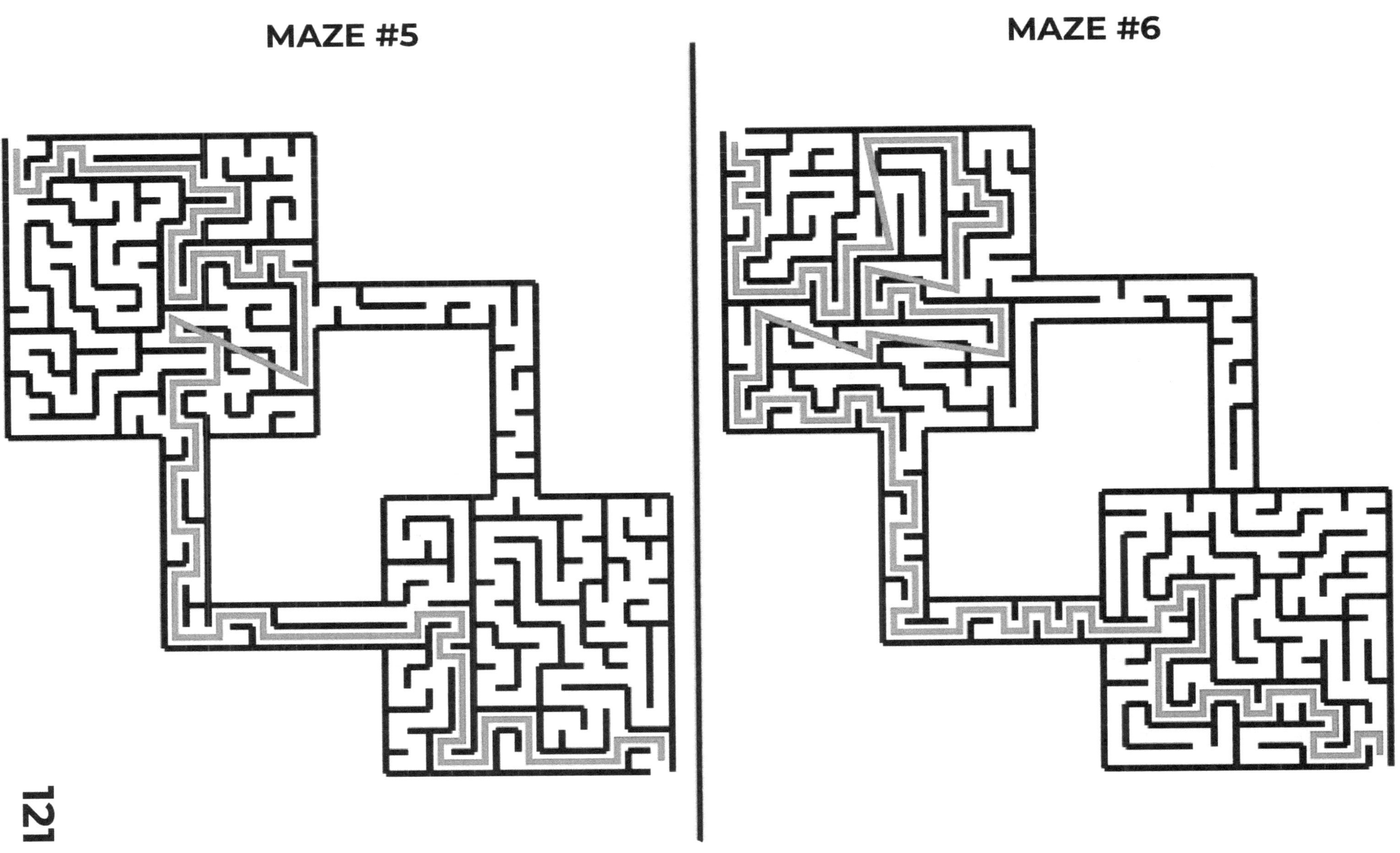

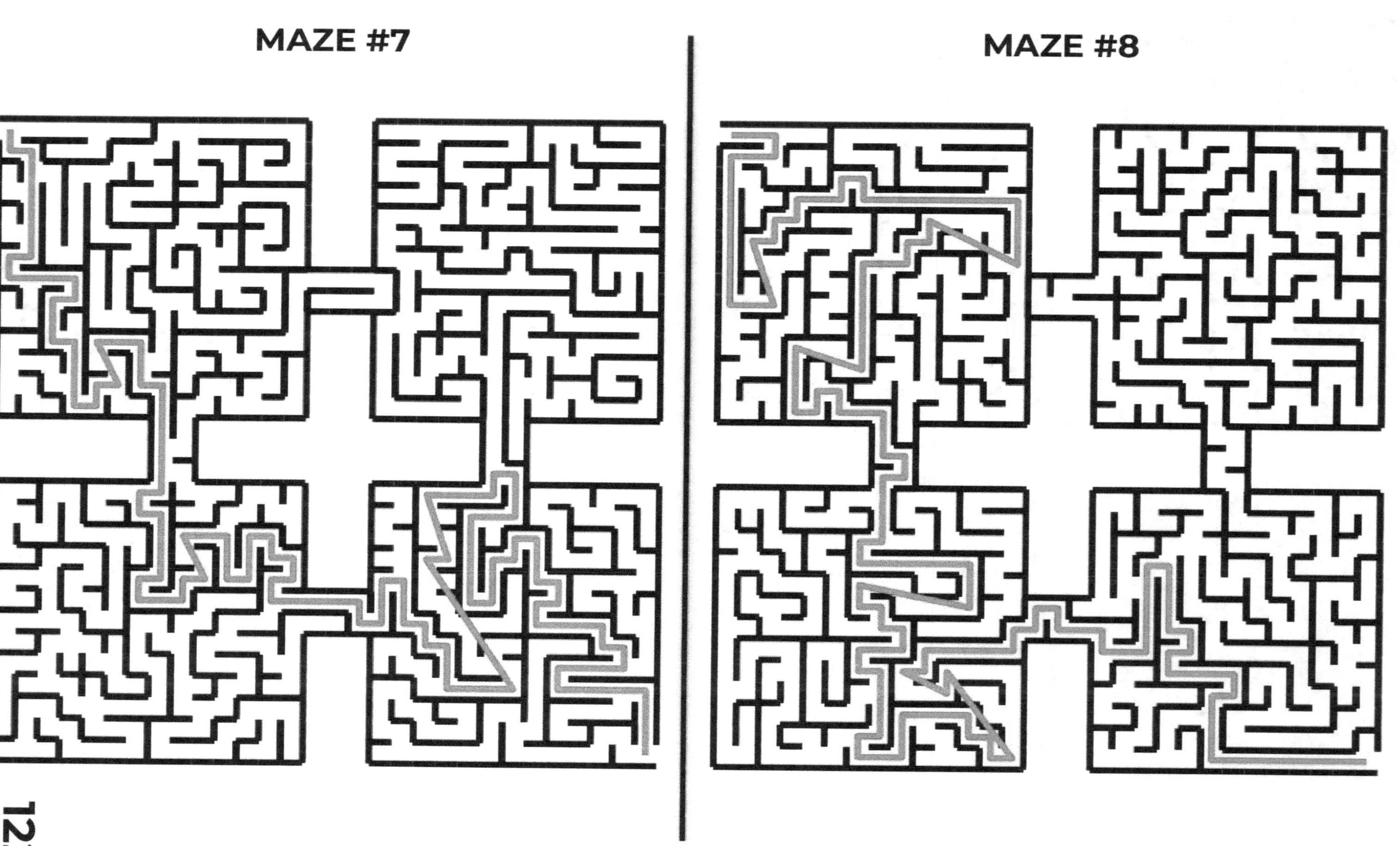

MAZE #7
MAZE #8

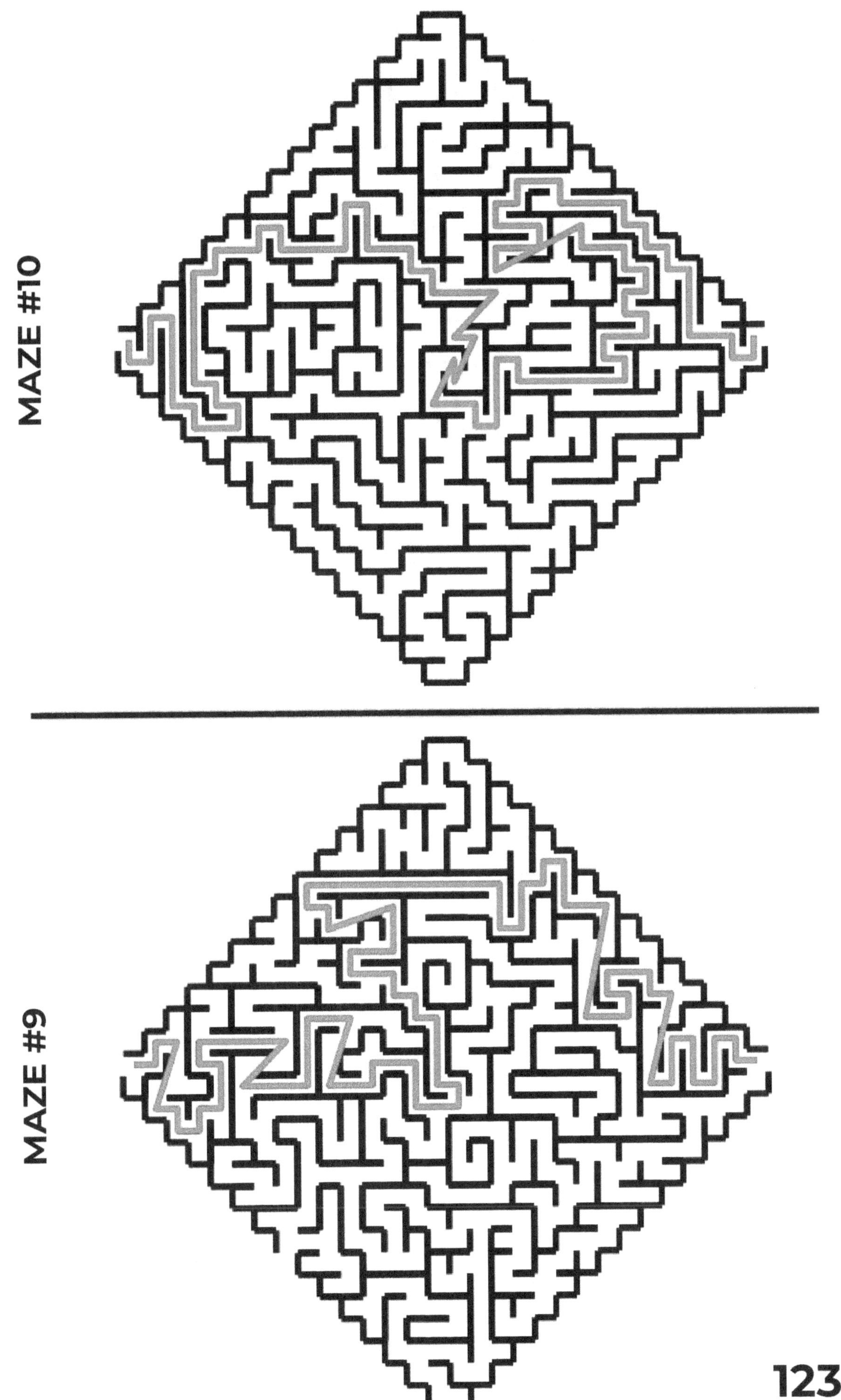

MAZE #10
MAZE #9

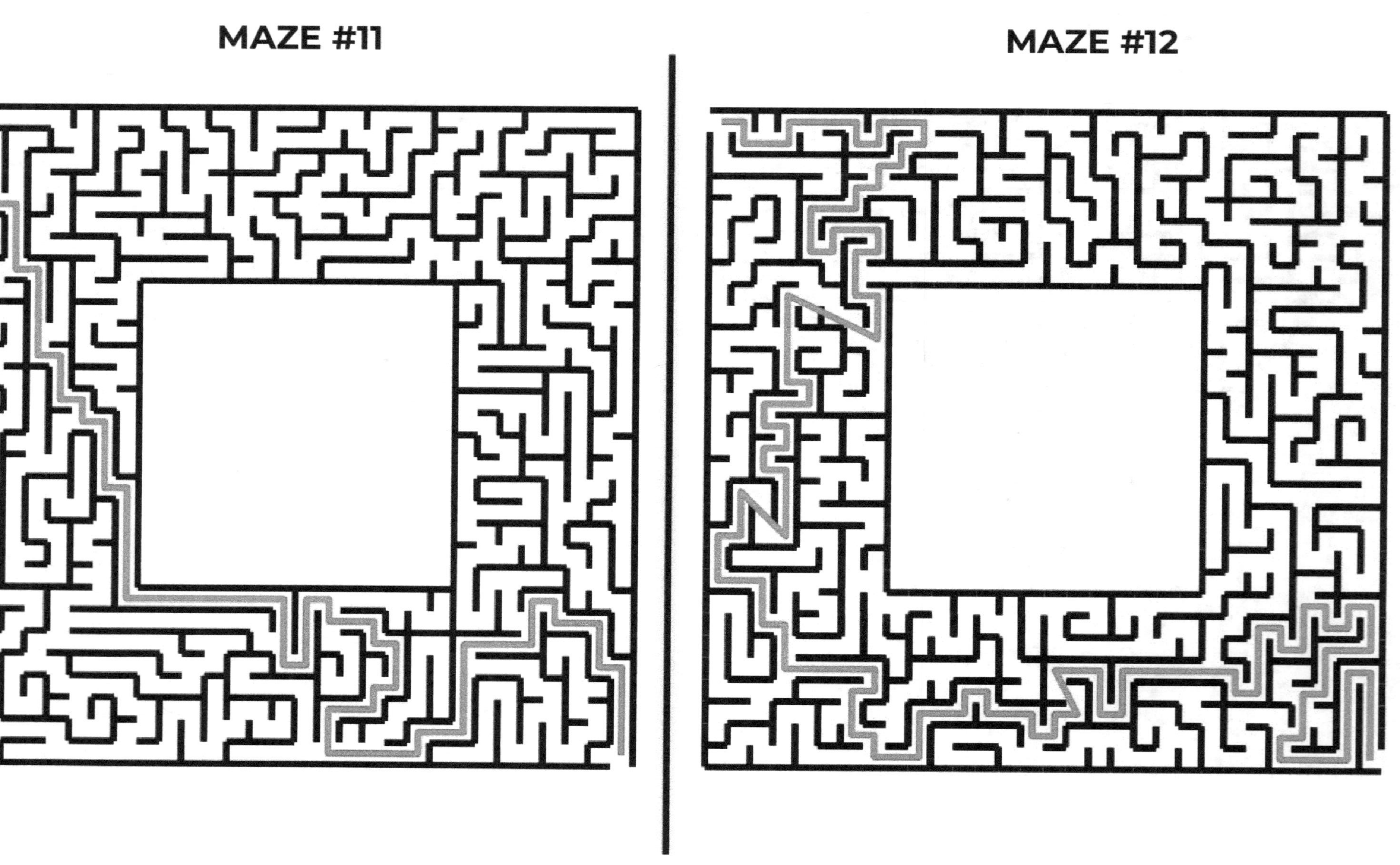

MAZE #11
MAZE #12

TIC TAC LOGIC #1

1	0	0	1	0	1
0	0	1	0	1	1
1	1	0	0	1	0
1	1	0	1	0	0
0	0	1	1	0	1
0	1	1	0	1	0

TIC TAC LOGIC #2

1	0	0	1	0	1
0	1	1	0	1	0
0	0	1	1	0	1
1	1	0	0	1	0
0	0	1	0	1	1
1	1	0	1	0	0

TIC TAC LOGIC #3

0	0	1	0	1	1
1	1	0	1	0	0
1	1	0	0	1	0
0	0	1	1	0	1
0	1	1	0	1	0
1	0	0	1	0	1

TIC TAC LOGIC #4

0	0	1	0	1	1
1	0	1	1	0	0
0	1	0	1	0	1
0	1	0	0	1	1
1	0	1	0	1	0
1	1	0	1	0	0

TIC TAC LOGIC #5

1	1	0	1	0	0
0	0	1	1	0	1
0	1	0	0	1	1
1	1	0	0	1	0
1	0	1	1	0	0
0	0	1	0	1	1

TIC TAC LOGIC #6

1	0	0	1	0	1
0	1	1	0	1	0
0	0	1	1	0	1
1	1	0	1	0	0
0	0	1	0	1	1
1	1	0	0	1	0

TIC TAC LOGIC #7

0	1	0	1	1	0
1	0	1	1	0	0
0	1	1	0	0	1
1	0	0	1	1	0
0	1	0	0	1	1
1	0	1	0	0	1

TIC TAC LOGIC #8

1	1	0	0	1	0
0	0	1	0	1	1
0	0	1	1	0	1
1	1	0	1	0	0
0	1	0	0	1	1
1	0	1	1	0	0

TIC TAC LOGIC #9

0	1	1	0	1	0
1	1	0	1	0	0
0	0	1	0	1	1
0	0	1	1	0	1
1	1	0	0	1	0
1	0	0	1	0	1

TIC TAC LOGIC #10

0	0	1	0	1	1
1	1	0	0	1	0
1	0	0	1	0	1
0	1	1	0	1	0
0	0	1	1	0	1
1	1	0	1	0	0

TIC TAC LOGIC #11

0	1	0	0	1	1
1	0	1	0	0	1
1	1	0	1	0	0
0	1	1	0	1	0
0	0	1	1	0	1
1	0	0	1	1	0

TIC TAC LOGIC #12

1	0	1	0	1	0
0	1	1	0	0	1
1	1	0	1	0	0
1	0	0	1	1	0
0	0	1	0	1	1
0	1	0	1	0	1

SMALL SUDOKU #1

3	2	1	4
1	4	2	3
4	1	3	2
2	3	4	1

SMALL SUDOKU #2

4	1	3	2
3	2	4	1
2	3	1	4
1	4	2	3

SMALL SUDOKU #3

2	1	3	4
3	4	2	1
4	2	1	3
1	3	4	2

SMALL SUDOKU #4

2	1	4	3
3	4	1	2
1	2	3	4
4	3	2	1

SMALL SUDOKU #5

2	4	3	1
3	1	4	2
1	3	2	4
4	2	1	3

SMALL SUDOKU #6

4	1	2	3
3	2	4	1
2	3	1	4
1	4	3	2

SMALL SUDOKU #7

2	4	1	3
3	1	4	2
4	2	3	1
1	3	2	4

SMALL SUDOKU #8

2	4	1	3
1	3	2	4
3	2	4	1
4	1	3	2

SMALL SUDOKU #9

1	3	4	2
2	4	1	3
3	1	2	4
4	2	3	1

SMALL SUDOKU #10

2	4	1	3
3	1	4	2
4	2	3	1
1	3	2	4

SMALL SUDOKU #11

1	2	3	4
3	4	2	1
2	1	4	3
4	3	1	2

SMALL SUDOKU #12

3	1	4	2
2	4	3	1
4	2	1	3
1	3	2	4

SUDOKU #1

6	9	8	1	7	5	3	4	2
2	1	5	3	4	6	7	8	9
7	3	4	9	2	8	5	6	1
8	6	1	5	3	4	9	2	7
9	5	3	7	6	2	4	1	8
4	2	7	8	9	1	6	5	3
1	8	9	4	5	3	2	7	6
5	7	6	2	8	9	1	3	4
3	4	2	6	1	7	8	9	5

SUDOKU #2

6	8	2	5	7	9	4	1	3
3	5	4	2	6	1	7	8	9
1	9	7	8	4	3	2	5	6
2	3	6	7	8	4	5	9	1
8	1	5	3	9	2	6	7	4
7	4	9	1	5	6	3	2	8
9	7	1	4	3	5	8	6	2
5	6	3	9	2	8	1	4	7
4	2	8	6	1	7	9	3	5

SUDOKU #3

8	9	3	5	7	6	1	4	2
2	4	1	8	3	9	5	7	6
5	7	6	4	2	1	8	9	3
1	6	5	2	4	3	9	8	7
7	8	9	6	1	5	3	2	4
4	3	2	7	9	8	6	1	5
9	5	7	3	8	2	4	6	1
6	1	4	9	5	7	2	3	8
3	2	8	1	6	4	7	5	9

SUDOKU #4

2	4	7	8	6	5	3	9	1
6	9	8	1	2	3	5	4	7
3	1	5	4	7	9	2	8	6
1	5	2	3	8	7	9	6	4
4	3	9	6	5	1	7	2	8
7	8	6	2	9	4	1	3	5
5	2	1	9	4	6	8	7	3
8	6	3	7	1	2	4	5	9
9	7	4	5	3	8	6	1	2